父母学校书系
PARENTS' SCHOOL
美好家庭 科学教育

A Step-by-Step Guide

for Overcoming Selective Eating, Food Aversion, and Feeding Disorders

Helping Your Child with Extreme Picky Eating

孩子挑食怎么办

五步克服挑食、厌食和进食障碍

[美] 卡特娅·罗厄尔 珍妮·麦格洛思林 著

贺赛男 译

KATJA ROWELL
JENNY MCGLOTHLIN

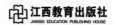
江西教育出版社
JIANGXI EDUCATION PUBLISHING HOUSE

著作权合同登记：图字 14-2018-0027

图书在版编目（CIP）数据

孩子挑食怎么办：五步克服挑食、厌食和进食障
碍 /(美) 卡特娅·罗厄尔,(美) 珍妮·麦格洛思林著；
贺赛男译.-- 南昌：江西教育出版社, 2018.8
（父母学校书系）
ISBN 978-7-5392-9785-9

Ⅰ．①孩… Ⅱ．①卡… ②珍… ③贺… Ⅲ．①儿童－
饮食－卫生习惯－培养 Ⅳ．①R155.1

中国版本图书馆 CIP 数据核字(2017)第 240958 号

版权声明

孩子挑食怎么办
——五步克服挑食、厌食和进食障碍

HAIZI TIAOSHI ZENMEBAN——WUBU KEFU TIAOSHI YANSHI HE JINSHI ZHANGAI
〔美〕卡特娅·罗厄尔　珍妮·麦格洛思林/著　贺赛男/译

江西教育出版社出版
(南昌市抚河北路 291 号　　邮编：330008)
各地新华书店经销
江西省和平印务有限公司印刷
880 毫米×1230 毫米　　32 开本　　11 印张　　字数 204 千字
2018 年 8 月第 1 版　　2018 年 8 月第 1 次印刷
ISBN 978-7-5392-9785-9
定价：45.00 元

赣教版图书如有印装质量问题，请向我社调换　电话：0791-86710427
投稿邮箱：JXJYCBS@163.com　　　电话：0791-86705643
网址：http://www.jxeph.com

赣版权登字-02-2018-95
版权所有　侵权必究

出 版 说 明

　　家庭是社会的基本组成部分，也是人生的第一所学校。据《中国教育报》2017 年 12 月 14 日报道，中国目前有 3 亿多未成年人家庭。在当下这样一个经济全球化、社会信息化与价值多元化的世界里，我们面对的挑战都是空前的；特别是技术发展的脚步如此之快，几乎每个人都能在时代的车轮声中本能地感受到威胁。在这种大环境下，父母们面对的挑战也是空前的，除了传统的教育问题，一些具有时代特征的教育问题也困扰着众多家庭：

　　如何开发孩子的智力？面对爱挑食的孩子我们该怎么办？孩子注意力不集中父母该怎么办？现代儿童和青少年要承受来

自家庭、学校及同龄人的重重压力，身为父母的我们如何才能帮助孩子掌握压力管理的技能、情绪管理的方法，提高自我调节的能力，让他们健康快乐地成长？青春期的孩子有哪些特点、烦恼，身为父母的我们该如何帮助他们？什么时候和怎么样对孩子进行性教育？到底该不该在孩子未成年时就把他们送到国外去学习？发光的屏幕科技对孩子的大脑发育有哪些影响，我们该如何帮助孩子戒掉屏瘾？……

不仅是子女教育问题，还有家庭关系、夫妻关系等诸多问题也困扰和冲击着人们焦虑不安的心灵。迅速变化的社会，带来越来越多的不确定性，这就要求现代人特别是为人父母者需要不断地学习。

家庭教育最终要走向自我教育。家长通过自我教育，维系好夫妻感情，营造出和谐的亲人关系，其乐融融的家庭环境，这是教育好孩子的一个基本前提；如果通过学习能在脑科学、认知科学、发展心理学和教育学等科学的基础上做到真正的科学养育，那么就可以养育出身心健康的孩子，并为孩子未来的良好发展打好基础。

我们希望通过出版国内外专家学者的关于家庭建设、婚姻经营、亲子教育方面的书籍，为父母读者们带来一些启发，并在一定程度上提供有益的指导，帮助父母们更好地进行自我教育，于是我们精心策划了这套"父母学校书系"。书系将甄选国内外心理学、神经科学、教育学、认知科学等领域的权威专家和学者之图书作品，在这些作品中他们将与读者分享其多年的研究成果，以及经过实践检验行之有效的方法。希望这套书能成为父母自我教育的参考书，也提醒父母们在为孩子提供"面向未来的教育"的同时，为人父母者能起到表率作用：拥抱这个变化的时代，与时俱进；与孩子一起不断学习，共同成长。

编　者

2018 年 5 月

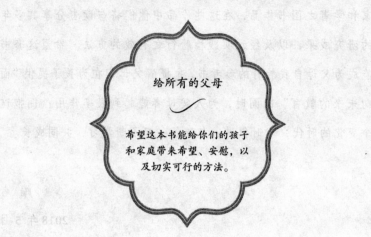

给所有的父母

希望这本书能给你们的孩子和家庭带来希望、安慰，以及切实可行的方法。

感谢你们：我的女儿，一个可爱有趣的进餐同伴，有你在总会有欢声笑语；我的丈夫，既是我最好的朋友，也是我的爱人、露营伙伴，还是家里的洗碗工，谢谢你一如既往的支持；我的父母，谢谢你们在我的成长中为我做了无数可口的饭菜，给了我无限的回忆；我的合著者珍妮，你是一位出色的同事、诊断专家和好朋友。

——卡特娅·罗厄尔

这部爱的作品，我要献给我的三个孩子：卡登、惠特和悉妮，是他们让我时刻意识到自己的角色，让生活成为一场美好的冒险；我要献给我的丈夫凯尔，无论是在生活、进餐问题，还是在孩子的生活起居上，他都是我忠实而冷静的生活伴侣；我要献给我的父母，他们让我体会到了进餐和家庭生活的快乐；我还要献给卡特娅，是她每天用她的专注、同理心和敏锐的洞察力一直不断地激励我。

——珍妮·麦格洛恩思林

能力，能够在享受食物和进餐的同时获得身心成长。

《孩子挑食怎么办》一书中提出的 STEPS+ 方法认为，孩子的进食选择通常会受特定的生理、感官、情感需要以及恐惧心理影响，这些问题都可以通过已经建立的治疗性喂食方法解决。然而，传统的喂食治疗通常将重点放在父母和治疗师的知识和他们需要做的事情上，却没有从根本上构建进餐伙伴关系，也没有改善父母和孩子在饮食问题上的关系。当进餐是以尊重并重视孩子和父母双方的进餐伙伴关系为基础时，孩子的需求和恐惧心理才能够被理解和尊重并得到帮助，他们才会以另一种方式来看待世界，并且自主地做出改变。营养学家和家庭治疗师埃琳·萨特（Ellyn Satter）提出了"喂食职责分工"（Division Of Responsibility In Feeding, 简称"DOR"）的方法，她围绕这一话题撰写了许多文章，从她的作品中可以得出一个观点：信任、相互关系和伙伴关系是喂食的中心。萨特认为，父母的职责是决定孩子进餐"吃什么""在哪里吃"和"什么时候吃"，而孩子的职责则是决定"吃还是不吃"以及"吃多少"。越来越多的研究表明，当给孩子一个明确的进餐选择范围并充分相信孩子的个人决定时，他们会开始关注他们最真实的饮食欲望，并且建立起选择进食的自信心，根据自己是否饥饿以及是否想要进餐来饮食，而不是陷入回避的态度，或者与父母较量。

　　尽管"喂食职责分工"的方法对于典型发育阶段的孩子和他们的家庭来说十分有效，但是当治疗师们将这一方法的原理应用到有较严重饮食问题（即本书作者所称"非常挑食"）的孩子身上时，效果就相对缓慢了。如果孩子的饮食问题被诊断出存在医学或神经学病理，那么治疗将主要通过医学方法、行为治疗法或感觉运动方法进行。这些孩子的父母一定会觉得对于孩子的进食问题简直无能为力，他吃或不吃都只能任由他自己选择。这个时候，父母觉得前景堪忧。但是，如果能够清楚地认识每个孩子和家庭的特点，结合有针对性的方法，还是可以成功地解决孩子的挑食问题，让大家拥有愉快的进食时间。

　　《孩子挑食怎么办》一书提供了关于挑食问题的许多洞见和理解，以及深层次的治疗知识和许多实用的方法，堪称一本完美之作。该书满足了父母的需要，指导父母帮助孩子克服在家（最需要本书的地方）饮食出现严重问题的情况。卡特娅·罗厄尔和珍妮·麦格洛思林精心撰写的这本书帮助父母理解和解决孩子的挑食问题，并为父母提供了具体的建议。每一位想要建立孩子（以及家庭）和食物及进餐时间之间积极关系的家长和治疗师的书架上，都应该有这本书。

苏珊娜·埃文斯·莫里斯博士

C目录 ontents

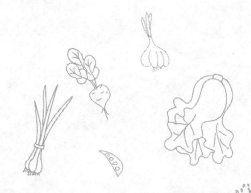

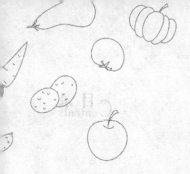

引　言

　　养育一个有着极度挑食习惯的孩子，就像参加一场看不到终点的马拉松一样。你不知道是你准备的食物的问题，还是孩子自己的问题。你为餐桌上应该准备什么食物而感到心烦，你担心孩子的营养和生长发育，而孩子也因为只吃那么几样东西而不能去参加露营活动。孩子会恼怒、恐慌，会因为要吃新的东西，或者去新的地方吃饭而大发脾气。就像一位妈妈说的，晚餐时间就像是一次持续45分钟的"人质谈判"。不管你面临的是什么样的情况，只要是孩子的饮食问题影响到了他的社会发展、情感发展或者身体发育，给家庭带来了矛盾或忧虑，那么这本书就是为你而写的。

　　也许已经有很多人给过你不少建议，但是并没有什么帮助。比如，孩子的老师信誓旦旦地跟你说，她可以让孩子吃橙子，结果并不成功；医生告诉你"让他饿个够"，最后也没有什么用。脸谱网（Facebook）上你的侄女大口吃甘蓝脆片的照片让你更加焦虑，而互联网支持小组中，什么样的意见都有，相互对立的、误导性的、不统一的，就是没有真正支持性的意见。金鱼饼干(Goldfish Crackers)是孩子愿意接受的少数几种食物之一，而一些不挑食孩子的幸运妈妈们却认为金鱼饼干"有毒"。你无法让孩子成为一个小吃货，也不能通过喂食治疗成功地解决问题，甚至有人会跟你说，你的孩子可能患有"生长障碍"。这样的话对你来说就像是心口上的刀子一样，因为从你有了孩子的第一天起，你的工作就是喂食和养育孩子。如果给孩子喂食成了一种煎熬，似乎每喂他一口饭就是一场战斗，或者你选择妥协，日复一日、年复一年地给他吃他接受的那几样食物，恐怕你将无法想象生活会变成什么样子。

这本书并不是要给出一个"有用"的诀窍或者套路，而是要告诉你如何转变喂食方法。它会教你如何扭转"失败"的局面，给全家带来支持，帮助孩子学会接受和享受各类食物，控制合理的食量，促进孩子的健康成长。这本书将教你如何结束这场关于食物的战争，让全家人（或许是第一次）开始期待家庭晚餐！不管孩子为家庭带来了什么样的问题，这本书会告诉你们如何赞美和欣赏孩子，不让饮食问题影响他的生活或者家庭的生活。我们希望所有的孩子都能够健康快乐地成长，尽其所能地正常饮食，喜欢食物，也喜欢自己的身体。

养育一个"挑食"的孩子

你的孩子可能已经被贴上了如"挑食者"、"问题进食者"、"恐新症（害怕新的东西）"、"厌食症"或者"生长障碍"这样的标签，可能被医生诊断为喂食障碍，或者已经不再需要喂食管理却仍然有进食问题。他可能只愿意吃 30 种食物，或者 10 种，甚至可能对他来说，只有 3 种"安全食物"是他愿意吃，并且能好好吃下去的。（有一位学龄前儿童除了豌豆泥、梨和椒盐脆饼干这 3 种"安全食物"以外，什么都不愿意吃。）

标签的含义

问题进食者：指孩子进食的食物种类少于 20 种，只减少进食的种类，而不增加新的种类，进食的食物与家庭其他成员不同，拒绝某一类型的所有食物（如肉类和蔬菜），或者一见到新种类的食物就会变得心烦意乱。

选择性饮食失调：与"问题进食者"的定义相似。选择性饮食失调并非是对成人或儿童的正式诊断，但也越来越多地用来形容只接受特定种类的食物，且拒绝进食不熟悉种类的食物的情况。

厌食症：厌食症可能在如疾病、创伤、噎食等这样一些不愉快的经历后出现，同时厌食症会导致对食物的恐惧和焦虑。厌食症通常与选择性饮食失调或问题进食同时出现。

恐新症：恐新症是指害怕新的食物。学步儿童一般都会经历一个对新事物甚至是熟悉的食物产生怀疑的阶段，但如果对于新食物表现出极其消极的反应，就可能会是"恐新症"。

回避型/限制型进食障碍：回避型/限制型进食障碍原被称为"小儿厌食症"。美国的精神障碍诊断与统计手册（DSM-5）定义回避型/限制型进食障碍为发生在儿童6岁以前，持续时间超过一个月的进食障碍，其主要特征是儿童无法进食足够的营养以满足最佳生长需要，对体重或心理社会功能发育产生消极影响。回避型/限制型进食障碍又包括三种类型：感官型、低食欲或无食欲型以及厌食型。

生长障碍：生长障碍是指儿童身体发育不充分。通常当体重低于生长曲线五个百分点时被认为出现生长障碍。但是，临床医生也会以1%、5%、10%或者出现明显的生长滞缓来判断。

喂食障碍：根据美国言语-语言和听力协会（ASHA）的相关描述，与进食、吸食、咀嚼以及吞咽适量食物相关的问题都被称为喂食障碍。

目前没有一个统一的分类系统能够明确区分儿科喂食问题中的复杂类别。在本书中，我们使用的是我们的客户最常使用的一个词："极度挑食"，缩写为EPE，这个词包含了与之意义相同的其他术语。（请注意我们使用"挑食"一词只是描述孩子的饮食问题，并不是对孩子做出评判。）"极度挑食"指的是儿童只接受有限种类的食物，或者进食的食物量有限，且对待食物和与食物有关的问题表现出特定的态度。

我们的读者中可能有一些父母，他们的孩子总是一口东西也不肯吃，也有一些只愿意吃 20 来种食物。有的父母可能会为孩子晚餐吃了冰激凌而兴奋不已，而另一些父母却觉得这是件令人失望的事情。记住这些父母们所经历的这些情况，在接下来阅读本书时，试试将书中给出的建议运用到实际的场景中。

不管你的孩子是什么样的情况，你都不是特例。1/3 的父母认为他们的孩子"挑食"，发育迟缓的孩子中高达 80% 的孩子有进食问题。不同来源的报道称，在美国有 3%~25% 的孩子存在喂食困难。基于我们的研究、与同事的交流以及我们的经验，我们认为进食问题的发生率为 10%~15%。从人口数量来看，也就是说美国有 400 万 ~600 万 10 岁以下的儿童有极度挑食的问题。就连著名的美食家迈克尔·波伦也有一个对新的食物有恐惧症而且"只吃白色食品"的儿子 (Beers，2009)。

你不仅不是特例，出现这样的情况也不是你的过错。不管你的孩子是智商惊人还是有着强大的独立生活能力，是性格谨慎或发育滞缓，是自闭、对味道特别敏感还是抗拒某些特定材质的衣服，这些都不是你的问题。这些因素是在你的控制能力之外的。一些父母觉得他们的孩子之所以存在进食问题，是因为孩子是"超级味觉者"，能够更加强烈地感觉到苦味和其他味道。研究表明，大约1/4 的人是超级味觉者 (Bartoshuk，Duffy，and Miller，1994)。尽管味觉超级敏感可能会有一定的影响，但是许多挑食的人并不是超级味觉者，而且许多超级味觉者喜欢吃各种各样的食物。据巴特舒克（Bartoshuk）及其同事的研究，大约 1/4 的人可能是"无味觉者"，这些人的味蕾较少，品尝东西的感觉更弱。因此，我们推断，由于愚钝的味觉而使得饮食缺少愉悦感，也可能是造成挑食的因素之一，不过这一因素尚未得到探究。这确实是个复杂的问题！

导致极度挑食的因素很多，我们不理解这些因素是如何作用的，但是我们知道，这个问题中很关键的一点就是，父母和孩子在食物上的互动。影响最大的，不是治疗医生，也不是喂食孩子某种特定混合口感和味道的食物，而是你。在与孩子之间建立更健康的喂食关系中起决定性作用的因素是父母。这对父母来说像是一个痛点，因为当喂食关系紧张时，父母总是容易自责。所以，我们再提醒父母一次——这不是你们的过错。然而，当孩子出现进食困难时，一些教父母如何跟孩子建立互动的建议，搞不好反而会使原来的情况更加糟糕。当然，这个时候如果有正确的指导和支持，无疑能够帮助你和孩子一起克服喂食困难。

许多家庭对解决孩子的喂食问题失去了信心，最终妥协地给孩子吃他只愿意吃的那几种食物。当情况变得实在很糟糕时，父母们就不在乎孩子到底吃了多少种蔬菜、吃了几口，只要他们能开心地吃就好。这样至少意味着不用再努力教孩子口腔动作技巧，或者让他再多吃两口。有些父母在完成了所谓的"成功"治疗法（即不再用导管喂食）好几年以后，却依然不见孩子向正常饮食转变的迹象，这时父母沮丧的心情是非常能够理解的。

通过本书中经过了多次尝试和检验的方法，你将更好地理解孩子的饮食困难问题，以及为什么以往的方法都以失败告终。你将学会如何指导孩子接纳并享受各种各样的食物。我们的目标就是清晰地开辟出一条道路，且不会影响孩子的情感、身体健康和社会发展。

请不要放弃，不要灰心。一直以来，我们看到孩子们在进食问题上取得了显著的进步。而且，值得注意的是，成年挑食者也可以保持健康，过着美满幸福的生活。一位自己挑食的父亲说："我有一个很好的妻子、一群很棒的孩子和一份喜欢的工作。我平时打篮球，身体很好。我就是不喜欢吃蔬菜而已。我希望我的孩子们可以尝试着去喜欢更多的食物，但是我现在这样也很快乐，所以关于我的儿子挑食的问题，我也不是很担心。"在帮助孩子养成良好饮食习惯时，你首先要做的，是理解如果你出现同样的问题的原因。

建立理解的基础

本书结构清晰，在给你具体的指导方法（或者步骤）之前，先为你打下坚实的知识基础，使你能自信地解决每天需要面对的饮食问题。每一章都是以前一章为基础，我们建议你在做出重大的调整之前先从头到尾通读全书。第一章综述了与儿童生长和饮食相关的典型发育过程，为接下来更深层次的探索做准备。第二章提出了孩子可能给家庭进餐带来的挑战和问题。第三章阐释了你可能会如何使自己陷于不快的、产生反作用的喂食模式中。

第四到八章分别阐述了 STEPS+（基于伙伴关系的饮食支持性治疗）方法中五个基本步骤：

第一步：减少压力、焦虑和冲突（第四章）

第二步：培养有规律的日常饮食习惯（第五章）

第三步：享受愉快的家庭进餐时光（第六章）

第四步：学习了解"喂什么"和"怎么喂"（第七章）

第五步：培养孩子的进食技能（第八章）

第九章帮助你理解治疗这一问题长期和短期的过程，这一点对于每个孩子、每个家庭来说都是不同的。从与本书相关联的网站 http://www.newharbinger.com/31106 上，你可以获取更多的资源和帮助，包括为老师和儿童护理提供者准备的宣传册、记录喂食和摄食的日志本以及与绘制儿童成长图表相关的 APP 的信息等。

STEPS+ 方法的关键是重建信任，这使它看起来不像是治疗。这一方法能够帮助你制订结构化的日常进餐习惯，使孩子有最佳的胃口，从而能够学习（或者重新学习）健康饮食。你将会更加有信心制订食谱、调整食物种类和分量，以及营造令人享受的家庭进餐氛围。你能够在家发现有助于孩子口腔运动和感官技能的策略和方法，也会对于治疗选择有一个全面的认识，有助于你决定是否采取相应的治疗方案，以及如果采取将怎样正确地实施治疗。最后，你还将学会识别问题的进展情况，我们也会分享一些来自其他父母的令人鼓舞的结果。

在阅读本书的过程中，你可能会注意到一些重复出现的概念。减少孩子的焦虑能够提高她的食欲，缓和父母与孩子之间的冲突，建立日常进餐习惯也能达到这样的效果。在叙述的时候，为了条理清晰，我们将这些步骤分别进行了阐释，但是这些步骤综合起来达到的成功才是最大的。

请注意，在叙述的时候我们会更多地提到"妈妈们"，这是因为在我们的经验里，主要是妈妈陪同孩子进行治疗、寻求电话支持或者阅读这些书籍。但是我们并不是要削弱爸爸们的重要性。爸爸们对于这一问题的解决也起到了关键作用。我们非常希望父母双方都能够参与到这一问题的解决中来。同时还请注意，我们描述不同的孩子以及不同的场景时，关键的细节是不一样的；我们也会交替使用"他"和"她"来指孩子。

解决你的担忧和困境

下面是我们将会解决的一些最常见的问题：

如果孩子不肯吃晚饭，但是当我收拾好桌子她就又要吃零食，怎么办？（第五章）

他已经养成了边吃饭边玩 iPad 的习惯，我怎样才可以让他吃饭的时候不玩 iPad？（第八章）

我和孩子一起出去吃饭时，都会担心他不肯吃外面的食物，这个时候我能不能带一些他会吃的食物呢？（第六章）

父母们告诉我们，面对有情绪的孩子时，知道要对孩子说什么、不能对孩子说什么是最有帮助的。因此，本书会有一些常见场景中的"建议对话"，这些"建议对话"在文中将加粗出现，供父母们参考。父母们可以一字不变地跟孩子说这些话，也可以使用对你们来说真正有用的字词。"问题思考"是本书中另一项不时出现的特色内容，这些问题将帮助你理解和体会孩子的感受。本书各章中还穿插有小贴士和练习，巩固你的喂食技能，也是你和其他护理人员交流心得的最佳材料。

全家受益

一些孩子在接受饮食治疗的父母经常会抱怨，由于孩子的治疗严重影响了正常的一日三餐，使得其他兄弟姐妹（以及父母自己）的需求根本得不到满足。在这本书中你所学习到的内容（除了在第八章中提到的特殊技巧外），能适用于所有的孩子，不管他们是否有进食困难，还是吃得比平均分量多一点或者少一点。

如果你能允许你的孩子和他所有的兄弟姐妹们根据他们自己身体的信号进食，那么所有的孩子在饮食上都会取得进步（但是每个孩子吃多少、吃什么可能并不相同）。我们甚至有客户说："我不督促我老公饮食之后，他开始尝试新的食物了！"对于青少年来说，尽管他们越来越独立，他们也会从定时的、没有压力、让他们感觉受到尊重的家庭用餐中获益。

一项终身受用的技能

尽管本书主要是针对 **2~8** 岁儿童的饮食问题，但是书中的基本原则、道理和技能适用于所有年龄段。如果你的孩子处于这一年龄段中间，或者稍大，有些问题和练习可能不能直接运用。但是，在合适的情况下，本书中提到的内容也是适用于年龄较大或者较小的孩子的。许多读者从孩子还是个婴儿的时候就开始感到问题十分棘手了，所以，关于书中这些问题或者练习的反思，也能够提供给父母一种深层次的视角。

如果你正准备去做评估或者治疗

如果孩子的饮食问题很糟糕，那么等待评估会是一件煎熬的事情。STEPS+ 方法支持孩子饮食的改善，帮助你了解什么事情不该做。看到这些惊人的进步之后，你甚至也许会取消治疗预约！确实出现过这样的情况。如果你继续进行与这一方法相适应的治疗（见第八章），那么这些策略及其背后蕴含的哲理，将会成为在家及医院治疗中取得进展的关键。

给孩子吃什么

我们认为，给孩子喂食的方式决定了他们会吃什么。所以，在本书中，我们到后面才会讨论给孩子"吃什么"的问题。如果你没有建立起愉快的饮食氛围和日常进餐惯例，没有减少孩子的焦虑，那么就算你做了一千种食物，也找不到对孩子来说完美的那份食谱。如果你想要孩子去接受新的食物，那么孩子对食物的态度和他的焦虑情绪必须先得到改善。但是我们也知道，作为父母，你必须每天给孩子准备食物。所以当你在尝试这些步骤时，我们建议你先继续给孩子提供你现在给他吃的那些食物。当你觉得时机到了，再来考虑给孩子"吃什么"。这个时机可能很早会出现，也可能得等到你建立起了有规律的家庭进餐之后。

明白有许多好办法

STEPS+方法一个重要的特点就是你不需要立即采取每一种策略。一位妈妈就发现，立即规定孩子的日常进餐惯例和小吃时间、给孩子吃家常食物，以及吃饭时关掉孩子的 iPad 等都让她的孩子极度反感，导致孩子在接下来的 3 天时间里几乎一点儿东西都没吃。当她第二次尝试这个方法时，她仍坚持日常进餐惯例和家常食物，但是允许孩子玩 iPad。这一方法放慢了节奏，也缓和了对孩子（有轻微自闭症）立即转变的要求，让孩子觉得舒适，并提高了孩子对于不同食物的兴趣。这位妈妈对于孩子取得的进步非常高兴，但是同时又觉得内疚，因为她觉得她这样做并不对。然而，正确的方法对每个家庭来说都是不一样的。作为父母，你要跟你的内疚感说再见，也不要觉得你或者孩子应该要以另一种方式，或者以更快的速度改变。

改变对孩子的喂食方式一开始可能非常困难。正如一位爸爸所说，这么多年的规则和约法三章让他觉得自己像在外星上喂食孩子一样，而现在他好像不得不回到地球了，这对他来说是一项艰难的调整。而对另一些人来说，改变喂食方式则是一种解脱。一位妈妈说："这比吃一口饭像打一次仗好多了！"

学会相信你的直觉

父母们总是会叹息说，那些专家们告诉他们的让孩子进食的方法感觉不对，但是，"毕竟他们才是专家，不是吗？"不！你才是孩子的专家。如果你的直觉告诉你，你正在做的事情对孩子来说没有帮助，你还是为进餐问题而倍感忧虑，那么最大的可能性就是这种方法真的是错误的。如果要求孩子将盘中的每一样食物都吃一口（通常被称为"一口规则"），可能就会引发跟孩子之间的"世纪大战"；或者治疗方案导致孩子大哭大闹，甚至出现呕吐的现象，这些做法都会破坏孩子对你的信任，会阻碍孩子饮食问题的改善，也使孩子与食物之间的关系越来越差。在促进孩子饮食问题解决的过程中，让你认为是正确的方法指导你。对于饮食或者对于孩子存在担忧的父母可能会觉得在喂食问题上，他们并不能相信他们的直觉。本书提到的这些步骤可以帮助解决这个问题。如果你发现自己对于进餐问题的担忧越来越少了，进餐的时候餐桌上终于有了笑容，而且你可以开始感觉到一点点安慰，就相信你的直觉。通过积极的互动建立解决问题的信心。如果你尝试过各种各样的策略和治疗方法，你可能已经疲惫不堪，也不再相信我们的方法了。这没有关系，但是还是希望在这个问题上，你能够一直保持一种开放的态度。

我们如何得出 STEPS+ 的方法

我（卡特娅）接受医学培训以及做家庭医生（提供喂食建议）时，并没有学习喂食这方面的知识。我学习喂食是在我有了孩子之后，我意识到我非常自信自己知道该给孩子"吃什么"，但是我却不知道"怎样"给孩子喂食。于是我开始担忧，关于这个问题思考了很多。它影响到了我享受家庭生活。我找到了作为营养学家和家庭治疗师的埃琳·萨特的书，我觉得我学到的和所运用的喂食方法都很有效。现在，我不再焦虑了，而且我越是看到我的家庭积极向上的样子，越觉得这一种新的喂食方法简单可行。

我的父母们因为食物、进食和体重的问题备受煎熬，使我深入地研究了与之相关的医疗健康和心理健康问题。我十分荣幸能够加入埃琳·萨特的临床研究团队，在两年的时间里通过对喂食障碍和治疗的访谈、研究和培训，完成了关于关系式喂食的学习。在我看来，孩子成长过程中预防疾病的最佳方法就是帮助孩子建立对于食物和自己身体的好感。能够帮助父母们将孩子从对食物的恐惧（或者沉迷）中拉出来，使孩子能够健康快乐地饮食，是一件非常开心的事情。

现在，越来越多的孩子存在极度挑食的问题。而父母们对于这个问题都非常焦虑，急需帮助。我向儿童营养学家、家庭治疗师、语言治疗师、职业治疗专家和心理学家们广泛地学习了相关知识。最重要的是，我学会了倾听和信任那些全心全意为了孩子、满心关爱的父母们，听他们分享对他们的家庭有帮助或是没帮助的建议。

我（珍妮）是一位言语－语言病理学家（SLP），从研究生开始我就一直致力于对饮食有困难的孩子的研究。同时，我现在也是3个孩子的妈妈，我的3个孩子在对待喂食问题上大不相同。尽管我在工作中每天都会接触到很多存在喂食问题的家庭，但是我自己的经历给了我对这个问题最深刻的理解。我的第一个孩子在4岁的时候很喜欢吃东西，而且特别喜欢吃生鱼片。而我的第二个孩子在同样大的时候只愿意接受三四十种食物，他非常独立的天性和情绪化的性格或多或少对他挑食的问题产生了不可避免的影响。每天他让我都清楚地意识到，喂食问题真的不是一件简单的事情。我的小女儿才开始学步，她的饮食情况如何现在还无法确定。

十多年前，我工作的时候，分析行为治疗方法（或称之为行为矫正疗法）是解决这类问题的指定治疗手段。但是我发现我无法接受这种方法中所严格要求的那些规定。所谓"吃一口你才能看电视或者玩这个玩偶"的办法，对很多家庭来说根本不起作用。对我来说，用这样的方式教孩子进食是完全违反孩子天性的。

我对于相关的研究进行了探究，发现了更加奏效的一些办法，最后我加入了一个大学研究小组。在这里，我制订了一个方案，我自己以及我工作中接触到的父母们都觉得这个方案确实不错。我称它为STEPS，即"学龄前儿童饮食问题支持性治疗"。从那之后，我用这一方法帮助了数百家庭，给予他们支持、指导和技能培训。虽然STEPS这一方法主要是针对2~5岁的儿童，但我也看到很多新生儿，甚至年龄达到16岁的孩子也在借鉴这一方法。

我有幸能与职业治疗师、理疗学家以及营养学家们一起工作，了解感官问题、运动迟缓、关系突变以及这些因素的综合作用是如何影响孩子，导致孩子很早就出现进食问题。作为一个喂食支持工作者，我很荣幸能够帮助父母们指导孩子的饮食问题，使孩子们能够享受这场食物之旅。多年的工作让我认识到了我以及我工作中接触到的所有父母的最终目标，那就是相信孩子，理解他的想法，让孩子信任你。做到了这一点，其他的事情就轻而易举了。

多年以来，当我们（卡特娅和珍妮）讨论我们遇到过的一些比较有挑战性的病例时，发现我们给出的一些建议基本上都是相似的：建立日常进餐惯例、识别适得其反的喂食行为、修复家庭进餐的氛围、减少大家的焦虑和相互较量，以及一起集思广益解决感官和口腔运动困难等。

我们两个都坚信，父母和孩子之间的信任和联系不能成为为孩子设定的营养或生长目标的牺牲品。如同布莱克和阿布德（2011）所提出的，如果孩子原本信任父母，认为父母能够积极地回应他，而在喂食的时候却不能做到这一点，那么就有可能破坏孩子对于父母的信任。

本书即以父母与孩子之间的伙伴关系为中心，构建伙伴关系下的儿童饮食问题治疗方法，即 STEPS+ 方法。这一方法综合了珍妮临床的口腔运动和感官支持（以父母为治疗师）经验和卡特娅所强调的喂食关系。解决饮食问题最好是以孩子的反应和感受为基础，结合关系性和治疗性方法进行，而 STEPS+ 将告诉你该怎么做。

在建立和提出我们自己的实践方法和策略时，我们也借鉴了其他研究者和临床医生们开创性的工作成果。在此，我们特别感谢苏珊娜·埃文斯·莫里斯（Suzanne Evans Morris）、玛莎·邓恩·克莱因（Marsha Dunn Klein）、埃琳·萨特、黛布拉·贝克曼（Debra Beckman）、凯瑟琳·谢克尔（Catherine Shaker）以及艾琳·查图（Irene Chatoor）。我们希望通过本书跟读者们分享我们认为最佳也是最有帮助的方法。

成为自己孩子的专家

你是最了解自己的孩子的人。你才是孩子的喂食专家，或者至少你会成为孩子的喂食专家。我们会帮助你发现孩子的性格特点，探究他们对食物变化的反应，并向你提供相应的建议和临床证明有效的策略，使你明白对你的家庭来说什么样的方法有用，什么样的方法没用。我们相信你的作用。我们相信，通过理解存在的问题和运用具体的策略实现现实目标之后，你将会越来越有信心、有能力，能够理解你和你的家庭可以从哪些额外的支持获益。慢慢地，你也会相信自己。

克服喂食困难可能是一个长期的过程，有时候这个过程中的进展是很难看出来的。这时候，回顾最开始时的情况能够提醒你现在走了多远。在这个过程中，最有帮助的工具之一，是一本记录你的沮丧、你观察到的现象和取得的进展的日志。写日志也许看起来只是多做一件事情，但是即使你只是在厨房抽屉里放几张纸记录下来，这些日志上的信息也是非常有价值的。（一位妈妈因为孩子的饮食问题没有明显的进展而感到沮丧，但是当她读到几个星期之前的记录时，她发现孩子现在不会哭闹着只吃咸饼干了。这难道不是进展吗？）从现在起就开始写日志吧。每天（或者每页上）写下一两句话。注意孩子所有积极的表现（如孩子没有哭、没有发脾气，没有面露愁容地接受餐桌上的食物），当你改变惯例，或者给孩子吃圆形硬币状的胡萝卜而不是胡萝卜条时，注意孩子的反应。关注你和孩子的态度和感受，而不仅仅是孩子吃进去了什么东西。

父母们总是会问：孩子的饮食问题要多久才能解决？遗憾的是，没有人能够预测这个问题的答案。有些父母一开始使用这些方法，立马就能成功地改变局面。另一些则需要更多的支持，进展相对较慢。有些孩子能很快地适应并且渴望改变饮食，而另一些则更倾向于慢节奏的变化。对于孩子态度的迅速转变和他们焦虑情绪的减少，许多父母都感到非常惊讶，而这其实是取得所有其他进展的基础。我们能够预测的是，这个过程可能比你期望的孩子完成进食更多种类或者更大量的食物需要的时间要长。但是我们也见到许多没有什么食欲、只吃少数食物的学龄前儿童主动说"我饿了"，然后在接下来的几天内开始尝试新的食物。我们接触到许多这个年龄段的孩子，在几个月的时间里就学会接受新的食物。我们发现一般来说，有饮食问题的家庭在3~12个月的时间里会取得重大进展（对于问题更加严重的情况，需要的时间可能更长）。

在这个过程中，你可能会不小心落入原来的习惯，出现一些错误的做法。如果是这样，饮食问题的解决过程会慢下来。但是这些情况将会是你观察和学习的好机会。这个过程中既有成功又有挫折，问题的解决过程既会有进展也会有倒退，而并非预期中的稳步改善。这也是这个过程中可以预见（或许令人感到困惑）的一个部分。不管这一趟旅程将如何，都要保持平和的心态对待自己和孩子。记住：改变需要时间，但最终都会是值得的。

第一章

理解典型的饮食方式

    人与人之间的经历千差万别，孩子与孩子的性格等各方面也生来迥异。然而作为父母，对典型的儿童饮食学习过程有一个基本的理解，能够帮助你判断孩子的饮食方式在哪些地方出现了多大程度的偏差。而且，理解典型的饮食方式通常不在那些你寻求指导的专业人员的训练范围之内。试想，如果孩子的儿科医生并没有注意到孩子主要的饮食问题，或者孩子由于形成了挑食的问题而需要接受对身体伤害远大于益处的强化治疗，这个时候，父母对典型饮食方式的理解就显得非常重要了。如果你希望给你的孩子最好的关爱，那么理解孩子典型的饮食方式至关重要。

令许多父母感到惊讶的是，所谓典型的饮食方式其实也不是一成不变的。孩子可能有时候吃得很多，有时候又吃得很少，甚至有时候不知何故连平时最喜欢的食物也不吃了。对孩子来说，典型的生长发育速度、性格特征以及一些其他因素都存在一个区间范围。有的孩子在 10 个月大的时候开始走路，也有的孩子在 13 个月大的时候开始走路，两者的发育速度不同，但都是在正常范围内。饮食方式也是如此。

"正常"与"典型"

当我们描述大多数孩子最普遍的饮食方式和习惯的时候，我们更倾向于用"典型"这个词，并将其理解为一个范围。我们通常会谨慎地使用"正常"这个词，因为它暗含着一种判断的意义。每个孩子的"正常饮食"都不一样，尤其对父母来说，每个孩子带来的挑战也不一样。换句话说，一个孩子的饮食方式对她来说可能是"正常"的，但却不是"典型"的。只有当出现或者需要诊断的时候，我们才可能会使用"正常"这个词。

不得不承认，"正常"和"病态"之间的区别并不明确。但重要的一点是，如果有什么东西会伤害孩子的情感发展、身体发育、社会发展或者身体机能，那么不管它被称为什么，都是孩子和家庭面临的一个问题。

典型饮食方式的范围很广，并且存在个体差异（包括孩子之间）、家庭差异和文化差异。在本章中，我们将从孩子的饮食量、生长过程、饮食中身体机能的发育以及孩子的性格等方面来探索这一范围。

理解典型的食物摄取

小孩子并不会按照我们教他们的方式摄取食物。他们不会严格按照建议的分量吃东西，他们吃的东西既不会像医生办公室贴着的"我的餐盘"图表中的一样，也不会尽量符合"食物金字塔"或者"卡路里图表"中的建议。许多关于摄取食物的资料中都包含了摄食量指南，如果孩子们摄取的食物少于建议的量，或者他们想吃的比建议的量更多，那么参考这些指南的父母们就会变得越来越忧虑。

不过值得高兴的是，现在越来越多关于摄食量的建议都只是被列为参考的起点，通常还会有一条提示，说明孩子既可能剩下餐盘中的食物，也可能想吃更多。正如我们在下一章所讨论的，理解典型的摄食量的范围十分关键。因为我们越是想要让孩子按规定的分量摄食，父母和孩子就越容易变得懊恼，而孩子的饮食也只会越来越糟。

孩子每一顿、每一天以及每一周吃的东西和分量都大不相同。一位爸爸说："我实在无法接受我儿子就靠着两口全麦饼干度过一下午。"但是他能的。考虑以下几点：

- 小孩子每顿可能只吃一两种食物，比如这一顿只吃水果，下一顿只吃意大利面。

- 有的孩子吃得比建议的分量多得多，有的孩子却吃得比建议的分量少，但是他们都很健康。

- 小孩子普遍喜欢碳水化合物（面食、面包、甜食等），但随着孩子一点点长大，这一偏好会慢慢改变。

- 孩子的精力和活动程度的不同会导致摄食量的不同。感冒等疾病会使摄食量下降，而在快速成长期，摄食量则会增加。

- 婴儿期快速生长阶段结束，进入学步期之后，孩子摄食量在一段时间内可能出现下降，许多父母对这一现象都会感到困惑。

儿科营养学家海蒂·贝克尔（Hydee Becker）告诉我们一个鼓舞人心的评估信息："我研究儿童饮食超过 15 年的时间了。经常会有父母告诉我他们的孩子只吃了一点点东西，然而几天之后，孩子的营养还是会重新达到平衡，并且通常情况下，营养分析的结果也很好。"

理解典型的生长模式

父母们最担心的事情通常都与孩子的生长有关。如孩子个头矮小、体重增加慢，或者在生长曲线表里属于体重不足或者生长障碍。但是父母们需要明白的一点是，即使孩子的个头很小，只要他生长发育稳定，那么他就是健康的。决定孩子成年后身高和体重的最大因素其实是基因，想想你的家族史和家庭成员的成长模式，这才是关键。一位妈妈惊奇地发现，她自己儿童时期的生长曲线表是从曲线的最底部开始，然后再慢慢上升，到中学时期达到了平均身高和体重。

小孩子的生长发育往往是像抽笋一般"爆发式"的，有些孩子可能在 24 小时内生长迅速，而在接下来长达两个月的时间里完全没有生长。你的孩子可能穿了好几年 2 号大小的裤子，但是似乎一夜之间立马需要一身新的行头了。这也就是为什么随着时间顺其自然地生长如此重要。其他关于生长发育的因素还有：

- 有一些健康的孩子在开始两年内，会从生长曲线的高百分位降到低百分位，这并没有什么值得紧张的。

- 只要孩子的变化平缓稳定，那么不管是生长加快还是生长减缓，都可能仍然是健康的生长。只要孩子在其他方面成长状况良好，而且生长最终趋于一个相对稳定的百分点，那么即使是处于体重偏低的分界线或者低于这一标准，也没有问题。

- 在饮食、身材和体能方面，男孩子可能比女孩子压力更大。

人们经常会错误地理解生长曲线图（见图 1.1），有时候医生也是如此，以致带来一些不良的后果。生长曲线图不是对于你作为父母养育孩子的一份成绩单或者标准化考试，不是说 10% 的结果就比 15% 的结果差。对于你的孩子来说，10% 也许恰好是他应该达到的点。生长曲线图中的结果只是告诉我们孩子的生长相对于同一年龄段的儿童样本是一个什么样的情况。人的外形和身材各不相同，大多数人在生长曲线图上对应的值在 15%~85% 之间，那么自然就有一些人高于或者低于这个值。

有时候分类标签也可能会产生误导。这些"正常"、"体重偏低"和"体重偏高"的标签代表的是一种诊断结果，但事实上，这些分类的分界百分点的设定是比较武断的，各个国家的标准不尽相同，并且会随着时间的变化而变化。我们可以看到，"生长障碍"这一个类别有时候是以体重为基础来判断，有时候是以身高－体重的比值在 1%~10% 之间某个值为基础判断，有时候又是通过儿童生长曲线图从什么时候开始出现下降趋势来判断（见图 1.2）。我们还会发现，对于早产儿的生长，也是以这张图为标准，在使用的时候并没有进行任何调整。总之，这些术语经常会错误地贴在孩子身上，所以，如果有人说你的孩子出现了生长障碍，在听信这些话之前，你一定要再多问问其他人的意见。生长曲线图上出现的变化往往是非常重要的信息，但是它并不能代表全部。一位爸爸基于孩子的综合情况，自信地说："我的孩子正茁壮地成长着，他快乐、健康、活泼、睡得香，只不过是身材较小罢了。如果说生长方面出现了什么问题，那直接说那个问题就好了。他的生长一点儿'障碍'也没有。"用什么词是很重要的。

跟踪记录孩子随着时间变化的生长情况，能够促进孩子全面的健康和发育。因为这些以孩子生长测量值为标准的分类标签和图表可能会扰乱家长们对于孩子整体生长情况的判断，所以我们向父母们提出以下建议，通过遵循这些建议，他们能够更好地理解孩子的生长：

- 确保每次测量由有经验的工作人员进行，让孩子尽量穿同样的衣服，以获得准确的测量数据。

- 对于早产儿，使用调整后的图表作为参考。

- 自己绘制孩子的生长图。也许你才是第一个能准确绘制她生长曲线、发现一种让她稳定健康生长的模式的人。（参考网站 http://www.newharbinger.com/31106 上的"有用资源"，获得一个绘制生长曲线图的 APP。）

- 3 岁前以体重 – 身高比值为基础进行判断。

- 3 岁以后，最好使用多种测量值结合的方法进行判断（不要依靠"身体质量指数"[①]）。在 3 岁之后，生长突增出现的情况较少，这时最好有一个知识丰富的执业医生帮助你对孩子的生长情况进行解读和判断。

在医生办公室墙上的生长曲线图中，生长曲线是一条平滑的线，

---

① 身体质量指数：也称 BMI 指数，是用体重公斤数除以身高米数平方得出的数字，同时也是用以衡量人体胖瘦程度以及是否健康的一个标准。——译者注

这说明健康的生长是平稳连续的，但实际上却常常不是这样。对孩子来说，他们可能会先快速地长高，接下来才是体重增加，所以体重－身高的比值可能会呈现出波浪线形。

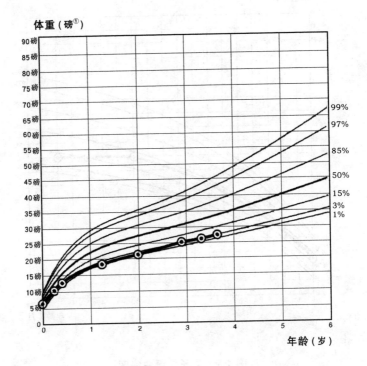

图 1.1　缓慢稳定的生长曲线图

---

① 1 磅等于 16 盎司，合 0.4536 千克。——译者注

图 1.1 说明了缓慢稳定的体重变化。如果孩子的身体、饮食和健康行为评估没有出现问题，那么这样的情况是属于健康生长的。父母可以继续之前的做法。

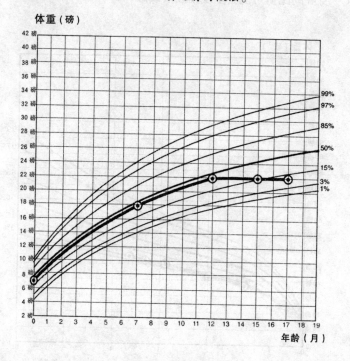

图 1.2　生长放缓曲线图

图 1.2 举例说明了百分比上体重迅速降低的情况，这说明孩子需要进行相关的评估。如果生长轨迹出现先缓慢降低，后趋于平稳状态的情况，孩子也需要进行评估，但是孩子的生长可能并没有什么问题。

理解孩子学习饮食的过程

孩子需要花 2~3 年的时间学习进食固体食物。一般来说这个过程从孩子大约 6 个月的时候开始，这个时候孩子往往已经表现出准备好学习的状态，比如孩子可以靠一点点的支撑坐起来，看到食物会想要凑过去，或者会伸手拿。（在 3 岁左右，典型发育的孩子的口腔运动跟成年人已经有几分相似了。）孩子学习饮食的过程包括下颚和舌头稳定性的增加，以及下颚、舌头和面部运动的相互协调。虽然我们几句话就概括了孩子学习饮食的机制，但其实这是一个很复杂的过程。苏珊娜·埃文斯·莫里斯和玛莎·邓恩·克莱因（2000）在一本给家长写的 798 页的参考书《喂食前所需技能》（*Pre-Feeding Skills*）中详细的描述了这一过程。她们在这方面的相关研究也不断有新的发现。

但是，良好的饮食并不只是一般的喂食建议所提到的饮食方式的学习，或者一遍又一遍地尝试一样食物。首先，孩子需要一个环境——最理想的情况是孩子觉得护理者本人也非常享受进食。接着，像一些大一点的婴儿一样，通过摆弄食物（比如挤压或者蹭脏食物），他们就会习惯食物的外形和气味。（想想第一次生日时拍下的那些拿生日蛋糕玩的照片。）孩子们可能吃进去一些东西又吐出来，反复好几次，或者总是舔手指。他们可能有时候第一次吃一

样东西就喜欢上了它（比如碳水化合物和糖果），对其他的东西却
要接触好几次才会喜欢。

即使是典型发育的孩子，也可能毫无缘由的就不吃某些东西了。
一个一直都喜欢吃鸡蛋的孩子可能好几个月（甚至好几年）都不会
吃鸡蛋，但是突然有一天早上又开始吃起来。这提醒家长们可以随
时准备着这些食物，但是不要给孩子压力。说不定某一天孩子们就
会愉快地享受这些食物了。

正常的呕吐

几乎每个孩子在学习进食的时候都会出现呕吐的情况。呕吐反射
能够保护孩子的呼吸道，使孩子不会因为食物太大、无法吞咽而噎住。
如果孩子还没有准备好就进食固体食物，或者进食的食物与孩子的进
食能力不符，那么呕吐现象就可能发生。孩子吃块状食物或者较难进
食食物的机会越多，他们就会越明白在吞咽之前应该将食物先捣碎，
或者嚼碎，这样一来就不会呕吐了。在生长过程中，由于骨骼的变化，
呕吐反射的触发点也会从口腔前端往后移动。咀嚼和进食某些非食用
物质也能够使呕吐反应不那么敏感，减少呕吐的情况发生。

进食技能和经验对每个孩子来说各不相同。有的孩子可能只能
吮吸或用牙龈进食磨牙饼干，而另一些孩子则可以咬开大块食物，

尽管每次都出现明显的呕吐。这些大口咀嚼的孩子就跳过了磨牙饼干的阶段，直接进食块状食物了。

感觉加工

感觉加工指的是人如何处理从环境中输入信息的过程。我们通过耳朵听声音，通过眼睛分辨光线，通过耳朵内的管道感知身体的位置，通过指尖、舌尖以及鼻子上的神经末梢传递关于触觉、味觉和嗅觉的信息。这些信息再传递到大脑，进行综合处理，并与过去的经验进行比较。

感觉加工障碍通常被认为是大多数极度挑食问题的罪魁祸首。由于感觉统合问题，感官输入可能会被强烈地放大，也可能几乎不存在。一些混合类型的食物对孩子来说可能会引起很大的反感和不适，而另一些口感润滑的食物也可能让孩子感觉很难受。对于大多数人来说感觉正常或者愉快的体验，对于有感官输入问题的人来说会非常压抑或者痛苦，进而造成他们对进食的抗拒。

但是我们的感官是有一个区间的。有些人咀嚼口香糖或者轻跳，来保持警惕或者平静。一些孩子会很用力地抓你，获得一种舒适感，或者磨牙，或者把手放在耳朵上，以进行感官调节。有个孩子一到大的集会上就十分兴奋，但是她的兄弟姐妹们却连当地食品店里的光线和喧闹声都受不了。

一个孩子的感觉加工是否正常，关键要看他综合处理感官输入、忽略不需要关注的因素的能力。比如卡特娅的外甥，他饮食能力很好，但是带有一般来说被认为是感官障碍的一些特征。他对于味道的反应很强烈，拒绝混合性的食物（尤其在学步阶段），进食的时候会咬手指和舌头。他不肯使用公共洗手间的自动冲水马桶和烘手机，不喜欢衣服上的标签，而且容易被大的噪音惊吓到。但是他很快乐，并以他自己感受这个世界的方式健康地成长着，也渐渐地越来越适应环境的声音、衣服的材质等。如果你的孩子的感知特点没有影响他整体的幸福感和生长发育，那么你可以就简单地把他的这些特点当作是人与人之间存在的差异。

理解进食性格

你可以把孩子对食物的兴趣和他们的反应看成是他的进食性格——而进食性格也是一个区间化的概念，一边是对新的食物充满好奇、愿意尝试，另一边则是极度谨慎地对待食物。孩子对待食物的态度可能跟他对待生活的态度是相似的。我们发现，大多数有极度挑食的孩子性格上也更偏谨慎。如果一个孩子既性格谨慎，感官上又存在问题，那么对他来说进食就相当困难了。所以你也要看看孩子是有自己的想法、喜欢自己动手，还是充满了焦虑的情绪。

许多妈妈告诉我们，孩子的饮食情况跟出生时大不相同。一种状态是进食很积极，而另一种状态则是总是睡着，连续几个小时断断续续地进餐。要知道，每个孩子天生的进食性格就不一样，所以在饮食这个问题上，父母们应该让孩子们做自己，不要想着让他们去改变。珍妮两个儿子的生长模式和进食性格就不一样：一个每顿饭吃的分量都差不多，另一个除了在长身体的那段时间偶尔吃得很多以外，通常是每天早餐吃很多，而在接下来的几餐进食相对较少；一个从出生开始体型就很大（在生长曲线上的数值达到99%），而另一个从出生第一天起在生长曲线上的数值就只保持在50%。

问题思考：对以下几个句子进行判断，能够帮助你理解你自己的进食性格。基于这一理解，你可以联系你的孩子对食物感兴趣（或反感）的态度。选择从1（强烈反对）到5（强烈同意）的数字进行评估，3表示中立：

我有时候忘记了吃饭。

我喜欢吃东西。

如果我觉得饿又没有吃的，我会感到很焦躁。

我每天早上都不想吃早餐。

当我计划一天的事情的时候，我通常会考虑我什么时候吃、吃什么。

理解性格在孩子进食问题中的影响后，你就能免受别人的那些建议和干扰的误导了。比如，当一个医生或者其他家长信誓旦旦地说，让孩子吃餐盘里每种食物"最后一口"这个方法有用时，可能只是因为他的孩子性格更加随和、愿意尝试。理解进食性格也能帮助父母明白，为什么他们的孩子中有的孩子进食问题很大，有的则不然，尤其是在没有发现什么其他诊断结果，或者明显的口腔运动或感官问题的时候。

理解发育过程

尽管学习饮食有一个典型的范围，但是早产儿和发育迟缓的孩子学习饮食需要的时间往往更长。有一个客户的宝宝在 17 个月大的时候才学会走路，学习饮食的时间也比同龄人晚了 4~6 个月。如果你觉得每个孩子都是以同样的方式发育，会给你带来很多麻烦。

在典型的发育里，大肌肉运动技能（如头部和躯干控制、坐立）的发育是在精细运动技能（如用大拇指和食指拾起一块饼干）之前的。口腔运动技能属于精细运动技能。大肌肉群和精细运动技能的发育速度都会影响到孩子的进食。一些发育迟缓的儿童需要正式的喂食治疗，而对于在发育中、各方面都表现良好的孩子，则只是需要一些帮助。下面我们就来看看发育阶段对喂食的影响。

婴儿阶段：向进食固体食物和自我进食的转折

一般来说，在 5~6 个月大的时候（对早产婴儿来说这个时间需要相应调整），宝宝会表现出准备接受固体食物的状态：他们能够支撑起脑袋和身体，张开嘴，迎上勺子，再闭上嘴巴，包住勺子，而不会发生"挺舌反应"，立即用舌头将食物推出来（挺舌反应是孩子与生俱来的一种反应，通常在他们4~6 个月的时候就没有了）。

有些父母用勺子喂食物泥给孩子吃，也有些父母跳过用勺子这一步，直接让大一点的宝宝自己抓她们可以吸吮或者用牙龈弄碎的食物吃（在特雷西·穆盖特和吉尔·雷普妮 2010 年所著的《宝宝自行断奶》〔*Baby- Led Weaning*〕中有所叙述）。如果孩子主动用勺子进食（有些宝宝甚至会抓住勺子往自己嘴里送），并喜欢这个过程，或者如果你根据她的提示用勺子给她喂食，那么这并不算是过度喂食，也不能算是给宝宝施加压力。

一些宝宝喜欢用勺子喂食，而另一些宝宝希望可以自己进食。有些宝宝一开始能够接受用勺子进食，但是后来就拒绝用勺子了（这种现象通常出现在 8~10 个月的孩子身上）。这其实是这个过程中很常见的一些情况，但我们还是接到过一些惊慌失措的父母们的电话，称他们的宝宝"厌食"，只是因为他们不再肯吃用勺子喂的食物。我们建议这些父母让孩子自己拿着勺子进食，或者换上一些软零食给他们吃，让孩子有更多的决定权。在给出这些建议几天之后，我们往往会收到父母们的回复，说现在孩子又恢复到开心进食的状态了。

学步阶段：谨慎和控制

在学步阶段，孩子和父母在喂食和进食问题上都会经历一场完美的风暴。即使是最愿意尝试、最有自信的孩子，在 15 个月到 4 岁之间，也会出现一个自然挑食的阶段。在这一个阶段，孩子对待食物的态度非常谨慎（最显著的特点就是出现"恐新症"，或者害怕新的东西），他们甚至可能会对原本喜欢的食物也产生怀疑，不愿意看到食物出现在他们的餐盘里，对于所有的绿色食物一律说不。

孩子在成长为独立个体的时候总是喜欢说不——他们可能不肯穿外套，不肯刷牙，或者不肯吃你想让他们吃的任何东西。他们这样做是为了争取将控制权掌握在自己的手上，而往往大多数孩子可以以此来成功地让父母给他们吃他们最喜欢的东西。除此之外，在这一阶段，孩子的生长和摄食常常比较缓慢，对于个头较小的孩子的父母来说，这是非常令人担忧的一件事情。因此这些父母为了让孩子多吃一点，就会尽可能给孩子吃他们喜欢的东西。在这一阶段，有许许多多的变化发生，孩子的饮食也可能在这个时候出现问题。但是如果父母们清楚这一阶段将会发生什么，在 STEPS+ 方法的指导下，就不会出现喂食偏差。

学龄前儿童和大龄儿童：能力和关系

3~10 岁的孩子一般来说都想让父母开心，他们学习新的技能，并感觉自己有胜任力。到七八岁的时候，许多孩子会与同龄人建立更紧密的关系，对于有权威的人物可能会产生强烈的反应，也会越来越懂得理解和关心他人。他们的自我认知以及对于别人眼中的自己会有越来越清晰的认知。大多数孩子会喜欢这种更独立、更有担当的感觉，但是当他们做得不好时，他们也会有一种内疚和羞愧感。

如果孩子有饮食困难，那么这个时候他们可能会拼命地想要在进食问题上让你满意，或者"表现好"，而当他们无法做到时，他们会感到非常苦恼。

理解孩子的进食情况需要掌握儿童典型饮食发育方面的知识，而综合考虑摄食、生长、作用方式、性格特点和发育阶段能够加深这一理解。

在下一章，你将建立对于饮食中出现的正常的差异性的认知，并深入研究常见的影响孩子良好饮食的问题。尽管父母还没有采取具体的策略来解决这些问题，但是对这些问题的理解本身就很重要。一位家长告诉我们，了解可能造成她孩子挑食问题的原因，能够帮助她创造性地将这些因素和问题的解决联系起来。正如美国大兵们说的："理解问题就相当于成功了一半。"

第二章

理解孩子的饮食问题

在简介中我们提到，你将通过本书学会在食物问题上相信自己和孩子。但是当你担心孩子吃得不够，可能几个月或者几年的时间里都不会改善，情况还可能变得更糟时，你可能会觉得，相信自己和孩子似乎是不可能的事情。在本章中，你将建立自己对于孩子发育的理解，发现喂食存在的挑战，并了解极度挑食是怎样形成的。这些知识将帮助你决定哪些问题你可以不用管，哪些问题你可以努力去做，并且能改善孩子的饮食，以及最重要的一点，不使情况变得更糟。理解孩子以及你和孩子共同面临的挑战是本书前几章的主要内容，也是后文解决问题的基础。

我们先回顾一下极度挑食的定义：极度挑食是指进食食物的数

量和种类不足以支持健康的情感、身体发育和社会发展，或者饮食模式引发了矛盾冲突或带来了忧虑。如果你的孩子有以下一些表现，那么他可能不止有典型的挑食问题：

情绪方面

- 面对食物通常很沮丧，会哭闹。

- 对于饮食感觉很糟糕。

身体方面

- 有已证明的营养缺乏问题。

- 自己的生长曲线正在下降。

- 精力不充足，饿的时候经常精神不振。

社会发展方面

- 不能参加在外夜宿的活动或社交聚会。

- 由于进食食物的局限性导致自我孤立。

- 被同伴嘲笑，或者大人（家庭成员或老师）对于她的饮食问题给予高度的关注。

"如果孩子能够做到，他就能做好"是罗斯·格林《如何引导暴躁的孩子》（*The Explosive Child by Ross Greene*）一书的中心。
如果你的孩子这一刻不能够好好进食，那么改善她和食物之间的关系的第一步就是发现这一点，再创造一个能够让她好好进食的环境。

孩子面临的进食问题

有极度挑食问题的孩子不只是出于淘气或者任性才挑食的（他们有时候的确非常调皮）。解决进食问题并不是要"打败"孩子或者让他变得顺从。其实，**几乎所有出现进食困难的情况背后都有一个深层的原因**。你的煎熬可能从孩子还在新生儿重症监护室时就已经开始了，或者也可能出现在孩子开始自己进食的过渡期，或者在孩子处于性情不定的学步时期。尽管有大量的测试和评估，但通常情况下，对于为什么孩子会出现这些问题，还是很难得到一个明确的诊断或解释。但是有研究表明，不同的有初期进食困难的孩子会出现一些相似的表现（Harris，Blissett，and Johnson 2000），因此即使没有一个清楚的诊断，你也能够帮助他们。

理解（无论是多大程度上）使孩子出现进食问题的因素和作用机制能够帮助你体会孩子的感受，并对于解决这个问题的过程更加有耐心。不管孩子出现进食问题是由于感官问题、性格原因还是口腔运动不足，STEPS+ 方法都能够给予你相关的指导。以下是从孩子的角度出发，出现的最常见的几个问题：

医学问题："疼！感觉不舒服！"

对于进食问题，首先要排除或解决医学方面的问题。这些医学问题可能包括过敏、反流、嗜酸细胞性食管炎（非常痛苦的、与过敏相关的食管糜烂）以及严重便秘——基本上任何可能导致疼痛或让孩子感觉不好的问题。正如哈里斯和他的同事所指出的："饮食时感到疼痛和恶心可能是接下来出现拒食表现的最佳预兆。"小孩子不知道如何辨别什么样的感觉是正确的，但是他们知道什么样的感觉让他们难受、不舒服。他们表现出来的进食行为都是为了避免这些消极的感受。一些会让呼吸过程更加吃力的心肺或肌肉问题，如先天性心脏缺陷、慢性肺部疾病或者肌肉萎缩症等，也会影响孩子的进食，并且增加孩子对卡路里的需求。

目前，回避型 / 限制型进食障碍 (ARFID) 的诊断标准中，有一点就是，如果存在医学疾病就不能诊断为进食障碍。我们认为这样的标准过分简化了这一问题。医学问题通常是进食问题的根本原因，并且即使在医学问题解决了之后，它对于进食问题的影响也还是会存在。有趣的一点是，哈里斯和他的同事注意到，有医学问题的孩子中出现的进食问题与那些没有的孩子身上出现的进食问题其实是一样的。

口腔运动问题："我不会！"

任何使得入口、咀嚼、呼吸、吞咽或端坐等过程变得困难的物理原因都会影响饮食。如果孩子所有的精力和注意力都用来保持自己躯干和头的位置，那她进食的时间就没法足够长，结果就吃不饱了。像腭裂、气管或食道畸形、牙齿问题甚至是扁桃体肿大等解剖学的问题也会产生一定的影响。一个常常被忽视但是很容易纠正的问题是短舌头，在这种情况下，限制性的组织带将舌头与口腔底部相连，影响舌头的运动和进食（包括哺乳）。

正常的下颌功能是口腔运动的基础。下颌功能包括协调的舌部运动，以移动食物；嘴唇的闭合，将食物留在口腔内；以及颊肌的紧缩，保持食物在颊部之外。下颌的稳定性取决于面部和下颌肌肉的平衡运动。许多有口腔运动困难的孩子不能协调地进行咀嚼，容易将食物咬到嘴唇前部，而不能将需要更大咀嚼力度和精密性的食物块移动到臼齿的位置。比如玛丽，她感觉游戏疗法解决不了她儿子的咀嚼问题，为此感到很沮丧。"他总是用舌头将食物在牙齿间推来推去。他现在 4 岁，吃东西时咀嚼起来像他 10 个月大的妹妹

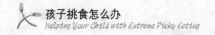

一样。他想要吃各种不同的食物，但是他不知道食物在嘴里后应该怎么做。"

即使是很细微的口腔运动缺陷，也会产生一定的作用。如果孩子仅仅是内外和上下移动舌头，那么他们就只能吃软的、捣碎的食物。许多孩子在这一阶段就停滞不前了。舌头协调的侧边（两旁）运动对于咀嚼更硬的食物和将颊部和牙齿处的食物汇集起来吞咽进去是必要的。如果孩子在大约 15 个月大的时候（对于早产儿需要调整这一时间标准），还不能用牙龈和早期的臼齿进行咀嚼，并且一直停留在这个阶段，让一个合格的语言治疗师做一个评估，就能发现孩子在这方面是否存在问题，以及如何来帮助孩子（见第八章）。

感觉问题："我不喜欢它的感觉／味道／样子／声音。我觉得很难受！"

正如在上一章中所提到的，有感觉统合问题的孩子处理感官输入的方式是不一样的。在脑成像研究中，有严重感觉加工障碍(SPD) 的孩子与神经典型发育的孩子之间存在明显的差异（Owen et al.2013）。食物的味道和质感可能让孩子感觉太过强烈，或者孩子对于食物的感觉很贫乏，导致孩子对食物态度冷淡，或者没有感觉到食物的存在而使食物被"包藏"在口腔中（食物卡在两颊）。

有一些有感官问题的孩子只进食光滑的、脆脆的、口感统一的食物。但是，对于混合类型食物产生抗拒的倾向在典型发育孩子的学步阶段也会出现。

脑成像还表明，味觉和触觉处理差异与进食困难是有关的。尽管有些父母称孩子不愿意进食一些看起来呈现出特定样子的食物，但是视觉处理过程还没有与厌食问题联系起来。研究人员推测，这一倾向其实与视觉感知和统合的问题没有太大的因果关系，事实上，食物的视觉特征引发对食物的恐惧主要是由于过去有过消极的经历。

尽管感觉加工障碍是一个问题，但是这并不意味着孩子就不能学着接受更多的味道，包容不同的感官输入。亚历克莎的孩子有严重的感觉加工障碍，她说："埃米快 12 岁了，我们发现去年她进食食物的种类增加了很多。"

许多有极度挑食问题的孩子能够进食各种口感的食物。如果你的孩子能够接受不同口感的食物（比如能够喝酸奶，吃椒盐脆饼干、西瓜，而不是只吃果泥），那么出现主要感官或口腔运动问题的可能性就相对较小。正如那句话所说的，每个孩子都有感官偏好，就像大人一样。所有的食物一开始都是新的，后来，无论是出于什么原因，都会自然而然地不喜欢某些食物了。你没有必要知道这些对孩子来说意味着什么，在一段时间里，你也可能不会知道。（作为成年人，我们俩——卡特娅和珍妮——都希望自己能够喜欢上橄榄，但是我们就是做不到！）

以下是一些感官偏好的例子：

味觉／嗅觉偏好

- 只喜欢清淡或者强烈的味道。

- 喜欢少数几种不变的味道。

- 看到味道大的食物扭头就走。

视觉偏好

- 不喜欢明亮的灯光。

- 食物的图案会分散吃东西的注意力。

- 只吃特定包装或品牌的东西。

触觉偏好

- 喜欢手上抹上任何乱糟糟的东西，没有意识到脸上或手上的食物。

- 不喜欢混合口感的食物，或偏爱脆脆的有质感的食物。

- 在进餐时会晃脚，分散进食注意力。

- 喜欢特定温度的食物。

听觉偏好

- 对噪音的反应比同龄人要大。

- 喜欢音乐或不变的背景噪声。

- 在意想不到的噪音停止之后，长时间都会表现出紧张
  的状态。

了解孩子的感官偏好能够指导你做出日常生活中的一些选择。
比如，出去吃饭的时候你可能需要避免嘈杂拥挤的餐馆，吃饭时确
保孩子的凳子上有一个稳定的搁脚物，或者在食物中添加吃起来嘎
吱嘎吱响的东西（见第七章）。

问题思考： 列出你在小时候不喜欢吃的食物，并说出"为
什么"。后来这一列表发生了变化吗？描述你喜欢和不喜
欢的食物的特点（如口感柔软的、有嚼劲的、湿润的；有
皮的或者有籽的水果）。

尽管感觉加工障碍得到了越来越多的研究和关注，但是对许多

执业医生来说，这仍然是一个有争议的问题。感官问题通常与其他的疾病一起出现，包括注意力缺失紊乱和焦虑等，这些情况都应该通过一个全面的评估排除。此外，感官正常的变化区间和疾病之间的界限也是十分微妙的。许多孩子长大后缺乏敏感性，父母对于孩子的问题也有充分的理由担忧。在目前还没有足够多高质量的研究指导感觉加工障碍的治疗决定的情况下，相信你的直觉来决定是否进行感官治疗，是否进行行为问题、焦虑或者二者综合的治疗。

感官加工问题以及饥饿和饱腹感提示

一些专业人员说，有感觉加工障碍或感官问题的孩子无法感受到饥饿和饱腹感（就像他们的胃拉伸了一样）。我们觉得这是一个相当大的误会。我们更倾向于认为，学会接收这些提醒是一种技能。尽管一些孩子对于进食欲望提醒的感觉意识较低——意味着他们接收这些感觉会更困难——但绝大多数的孩子，即使是那些有胃肠或感觉问题的孩子，还是能够在饥饿、饱腹以及食欲提醒的基础上，学会进食适当分量的食物。这是一种"自动调节"机制，在本书描述的支持性喂食的指导下，是能够做到的。事实上，当一个孩子感觉这些提醒的能力较低时，我们应当将焦虑、压力、恐惧、紧张等背景影响因素降至最低，这样孩子才能更好地接收这些提醒。

调节摄食比仅仅感受到胃部的感觉输入要复杂得多。它包括复杂的荷尔蒙反馈回路、血糖水平、卡路里调节和其他更多的相关因素（Sanger，Hellstrom，and Naslund 2010）。在我们见到的大多数有感官问题和明显缺乏食欲的孩子中，感官问题都不是主要的原因。一些最常见的问题还包括极度焦虑、压力、在进食问题上产生矛盾、注意力分散或抓伤等。而最重要的是，在绝大多数情况下，通过抓住治疗机会和予以治疗支持，孩子的食欲和进食能力都能得到改善。

感觉寻求者渴望感官输入

"感觉寻求"是感觉加工问题中的一种。感觉寻求者似乎对于感觉输入的意识更低——他们是感觉迟滞，而不是过分敏感。他们可能经常咬到舌头或者手指，或者经常流口水，张着嘴吃东西。一些感觉寻求者好像对气味完全没有感觉，他们高兴地吃着变质了的食物（比如臭鼬味道的糖果）。更常见的是，感觉寻求者通过脆片、酸味、辣味食物，极端温度或碳酸饮料来寻找感觉输入。除了食物之外，他们也可能喜欢乱糟糟的感觉，喜欢用力地拥抱，或者骑着自行车不断地冲撞。在三明治中加入脆皮饼干片，或者在冷冻的苹果酱中加入肉桂，能够提供给感觉寻求者们想要获得的这些感觉输入，这样一来就能帮助他们在进餐的时候保持注意力（第八章中描述了更多的方法）。

更复杂的一个情况是，我们见到过有些孩子既有感觉寻求的行为，又有感觉回避的行为。例如，他拒绝不同质感混合的食物，但是特别喜欢非常重口味的食物；或者他因害怕而回避并大声喧哗，但是又寻求强烈的物体的刺激。

性格和情绪："我不想这样！我想用我的方式来做！"

许多客户描述的孩子都有很多相似的地方：语言能力强、聪明；很想要通过自己的方式独自解决问题；容易不安沮丧；情绪感受和表达很强烈。许多神经学上典型的极度挑食的孩子都表现出一种独立的天性（意志坚定、不想失败），或者能很快明白父母的安排，感受到他们给的压力，结果带来更多的焦虑。拒食行为与羞怯、情绪化以及易怒等性格特点有关。我们还注意到，许多客户的孩子因为如厕训练或者便秘的问题备受煎熬。我们认为，这都不是巧合。正如那句话所说的："你无法让一个孩子做三件事：吃、拉、睡。"

珍妮发现，她每一次想要让儿子尝试什么东西，结果都是以哭闹，甚至是连喜欢的食物也吃得更少告终。尽管他不再吃以前会吃的很多东西了，但是在拒绝了一年之后，又开始吃涂着面包的花生酱，还有番茄，并且在某天下午和妈妈一起做饭之后，学会了接受各种颜色的灯笼椒。这就是那个会把每个人的鞋放好，在 4 岁的时候自学阅读，在得知自己做错了事情的时候感到非常不安的孩子。听起来是不是跟你家的孩子有点像？

不愉快的经历："我害怕_____会再发生。"

食欲、饥饿和摄食的调节涉及各个系统向大脑传递的信息间的复杂的相互作用，在很多情况下，这个过程会出现问题。如果孩子根据自己的想法进食（即根据他的食欲进食），过去曾出现过不愉快的经历或者让他害怕的感觉，那么孩子的食欲就可能会下降。在典型发育的孩子中也可能会出现一些消极的经历。例如，吃东西时被噎到，可能会让孩子因害怕被噎而不再进食，导致体重迅速下降。

同样地，一个有过强迫或强制进食经历的孩子可能会对进食产生极端的恐惧，使原本棘手的进食困难问题更加严重。一位妈妈含泪地描述了她怎样摸着高脚椅中孩子的头，让他吃下第一口饭：当时孩子在哭闹，妈妈也在哭，于是从那之后，每一次孩子见到高脚椅，就会尖叫。现在，在孩子心里，高脚椅、进食以及食欲已经产生了联系，成了一个惨痛的经历。其他不好的经历还包括误吸（食物卡在呼吸道或肺中）与呕吐。消极的经历会导致孩子产生饥饿的感觉，但是孩子的食欲也可能显著地下降。

问题思考：回想一下你最近一次肠胃炎或者食物中毒的时候，你想进食吗？在你生病好了以后有没有一些你不愿意再接受的食物呢？（这就是厌恶条件形成的一个例子。）

如果你的孩子突然停止进食，或者出现涉及摄食、与食物相关的恐惧或者强迫性思维等方面重大的改变，那么可以考虑做儿童急性发作性神经综合征的诊断（这一诊断相对较新）。儿童急性发作性神经综合征是一种迅速发作的、与脑部相关的疾病，由感染引发。考虑或者排除儿童急性发作性神经综合征、任何潜在的医学问题、饮食失调或者不愉快的经历都是非常重要的。

感觉运动联系

有些孩子不止有一种问题。威廉斯和他的同事指出："在儿童喂食问题中，是很难（如果有可能的话）将孩子的行为与生物学因素分开的。"各种影响混合在了一起。由于感觉问题，不用嘴咬东西的婴儿获得精细的口腔运动技能的可能性会更小。来寻求治疗的父母中，如果每一位称他们的孩子在婴儿时期从来没有用嘴乱咬过东西的都给詹妮一美元，那詹妮就成大富翁了！

反过来，口腔运动问题也会引发感觉问题。如果孩子生来口腔运动能力就较弱（如患有唐氏综合征，肌肉张力低的孩子），那么他的脸颊、嘴唇和下巴的肌肉就不能协调活动，因此神经末梢就不能被适当地激活。用德布拉·贝克曼（Debra Beckman）在她的工作坊中所说的，"感觉－运动环"被有效地打破了。感觉系统和运动系统是密切联系的：如果感觉系统不能够使运动系统意识到什么时间该咀嚼，那么小片的食物就可能在孩子还没有准备好吞咽时滑到孩子的喉咙里。孩子可能塞满一嘴的食物，来寻求这种感觉输入，或者频繁地呕吐；这些都会让孩子感到很难受，最终降低孩子的食欲。考虑到孩子谨慎的性格或者想要自己做主的欲望，以及父母的反应和沮丧的心情，你就可以明白，要想梳理出这个问题的决定性因素有多么困难。

问题思考：举例说明"感觉－运动环"，回想一下上一次牙医使你的口腔麻木的时候，在那种情况下，当你想要吃东西、喝东西或者说话时，是什么感觉？

喂食问题中的误区

有些有极度挑食问题的孩子并没有口腔运动问题、发育迟缓或者感觉问题。可能在你的孩子身上只存在性格的原因。在这样的情况下，我们经常发现父母对于孩子的体重有种被误导的担心，或者错误地解读孩子进食技能发育较迟的现象，而导致父母忧虑，进行一些不恰当的干预治疗。这一点十分重要，因为如果给父母们的建议是对发育来说不合适的喂食方式，或者甚至给喂食关系带来更大的压力，那么父母的行为反而会给原本不存在喂食问题，或者仅有小摩擦的孩子带来真正的喂食问题。

对于发育多样性的误解

一个常见的过分忧虑和干预的例子就是，对于在 6 个月的时候进食固体食物困难的早产婴儿的担忧。一些医生没有将孩子早出生的周数或者月数计算进来，没有根据这一点相应地调整对孩子进食的期望。对于早产的婴儿来说，标准的做法是调整对他们的发育期望，到 2~2.5 岁的时候，他们大部分人的发育都会赶上同龄的孩子。

如果你原来的早产儿科医生建议你在婴儿 4 个月或者 6 个月的时候开始让他进食固体食物，你可能要想尽办法才能让他不把食物吐出来。你会因此更加沮丧，甚至可能开始担心，并给孩子施加压力。一位妈妈被她的医生责怪，没有让她9个月（调整后就相对于 6.5 个月）的双胞胎宝宝开始吃麦圈，于是她就试着让孩子吃，结果孩子开始呕吐，并且吃得很不开心。如果仅仅是依靠时间而不是发育年龄，就会导致出现许多误导性的担忧，进而带来了不合理的建议。

由于误导带来的对于生长的担忧

对孩子体重错误的估量经常导致临床医生给家长们一些会引发或者加剧喂食问题的建议。这种情况在早产儿或者个头比一般孩子更小的孩子身上最为典型。比如，父母会每隔30分钟费尽全力把宝宝叫醒喂奶，想要增加宝宝的体重，或者担心母乳供应不能满足孩子的体内平衡（或者状态调节），满足宝宝睡眠、饥饿和饱腹状态等身体节律的发育需求。这就会产生艾琳·查图 (Irene Chatoor，2009) 所说的"状态调节障碍所导致的喂食障碍"，在这种情况下，婴儿无法顺利地完成和调节睡眠和饮食的循环。

听到"不管用什么方法，让孩子吃下这些"之后，一些家长可能会往宝宝口中注射母乳或者配方奶粉，在宝宝感到沮丧的时候也不停地将奶瓶塞到宝宝嘴里，或者控制宝宝的头部保持不动，让他们再多进食一点。这些急切的做法会导致宝宝呕吐，带来消极的体验，让宝宝觉得进食是一件可怕的事情。一旦宝宝在早期进食时就产生抗拒，那么接下来的情况就会更加糟糕。

混淆呕吐和噎食

有时候，因为担心宝宝会由于进食不当导致噎食，一些父母会在宝宝早就能够接受更加有挑战性的食物时，还是只给他们喂食光滑、细小、容易吞咽的食物。这样一来，宝宝就错失了能够提高进食技能的感觉运动体验。父母们第一次看到宝宝呕吐时，他们通常会认为宝宝：①噎住了；②不喜欢这个食物；③感觉不舒服。宝宝在发生呕吐之后，通常会吞咽食物，然后开始吃下一口。但是如果父母对宝宝的呕吐表现得很沮丧，那么宝宝可能会从父母的反应中认为发生的情况十分可怕。如第一章中所解释的，呕吐是宝宝学会进食口感类型更丰富的食物时会发生的一种正常的反应。相反，噎食则是指食物进入到气管中导致孩子无法呼吸的现象。一般呕吐在2~5 秒就结束了，孩子可能会继续咳嗽或者发出声音，但是并没有什么危险。而噎食是没有声音的，孩子的脸色会变化，并且看上去更加痛苦。每一位父母都应该接受 CPR（心肺复苏）培训，了解如何区分呕吐和噎食，并且知道该怎么应对后者。

诊断考虑

正如你所了解到的，喂食问题是一个十分复杂的问题，并不能简单地用一系列的症状或者明确的诊断来判断。许多问题是从正常的饮食阶段特征变化而来的，处在典型饮食到极度挑食的区间里，你通常很难在这之间画出一条清晰的界限。为了考虑诊断中所隐含的信息，我们将探索影响诊断和治疗的相关因素。

许多关于"挑食"和"问题饮食"的定义都是使用清单或者根据孩子进食食物种类的多少来判断。这样做是有问题的，因为大多数的家长在尝试过几次没有成功之后，就会放弃给孩子吃新种类的食物。这种做法本身是可以理解的，父母担心孩子体重增加缓慢，确实可能只给孩子们进食他们肯定会吃的食物，或者让他们喝一些补充性的饮料，让孩子"摄取一些卡路里"。诊断是很棘手的，尤其是当诊断的标准被孩子的喂食方式影响时。

以一个害怕喝燕麦粥的孩子为例。这一消极的反应通常被用来作为基于感觉的厌食诊断标准。孩子对于燕麦粥的恐惧是由于如诊断中所指出的燕麦粥的感觉属性，还是由于孩子害怕像这几个月以来一样会要被强迫喝燕麦粥呢？我们俩都接到过感到难以置信的父母们打过来的电话，告诉我们孩子是如何从之前一看到燕麦粥就哭闹，到如今当父母或者保姆就在她旁边喝燕麦粥时，她也能平静地坐着。这一戏剧性的变化就发生在父母安慰孩子说不再强迫她进食，而是由她自己决定什么时候以及如何进食之后的几天。

需要着重明白的一点是，任何一个问题，不论是医学的、感觉的，还是行为方面的，都是在喂食关系的环境下发生的。诊断建议你将这些问题当成医学或者发育问题来看，但是如果你这样做的话，就很容易只关注那一个问题。例如，如果最开始的问题是反流，那么解决反流就是解决了问题，就好像换掉无法运行的旧车上有故障的汽化器。但是，如果喂食中出现了长达数月的痛苦、恐惧和矛盾，即使你能换掉那个"汽化器"，"车"也仍然无法运行。（最好是早点发现和解决反流问题，避免产生进一步的问题。）

报销对诊断的影响

在美国，医生的诊断决定孩子的健康保险（不管是私营的还是政府的）是否能为干预治疗买单，以及孩子是否能在学校获得什么程度的服务。父母们觉得需要寻求一个特定的诊断，临床医生们也觉得有必要给出这样一个诊断，他们就是想让孩子得到帮助而已。也许这么做确实有必要，但却不是最理想的。由于受到一致认可的诊断和标准的治疗还很少，所以现在的健康保险并没有覆盖到许多基于感觉的治疗方案。父母和治疗师们告诉我们，在许多保险公司，医生一张"喂食障碍"的诊断单就可以为所有治疗费用的报销扫清障碍。这对于医生将孩子的情况诊断为"喂食障碍"是一个强有力的诱因，即使真正的问题可能并不是这样。

私营治疗中心越来越多，喂食治疗报销费用动辄数千，这也推动了医生向孩子推荐一些他们可能并不需要的服务。一些中心在患者接受和继续治疗问题的运作上是有违反职业道德的嫌疑。比如，一个孩子可能能够达到他所有的目标了，但是医生为了让他继续治疗，还是会给他增加新的目标。再比如，在一个用较小强度的疗法就可以满足患者需求的情况下，医生往往夸大住院病人的要求，因为这就意味着可以向患者推荐更多的治疗方法。对于一个从医学角度来说状态稳定的孩子，你应该认真地考虑任何关于住院治疗的建议。住院治疗对于家庭来说影响是非常大的，并且会让孩子进一步受到精神上的伤害。这个时候，最好再寻求一点其他补充性的意见，并与有过类似治疗经验的家长们进行交流。

一些我们认为没有根据以及存在潜在危害的治疗方法在市场上被越来越多地推广。既然有大约1/3的父母经历过孩子一定程度的挑食，那么这一市场对于服务提供者来说必然是十分诱人的。一般情况下，如果喂食过程顺利，并且你感觉进展还不错，那么就不要听信别人的话去进行任何的诊断或者治疗。

喂食障碍与饮食失调

在饮食失调领域工作的同行告诉我们，那些治疗"失败"的孩子越来越多地前往饮食失调中心。大多数专业人员称他们并没有培训孩子们怎么学习进食，以及哪些地方可能出错，他们也并不熟悉这些内容。这是重要的一点，因为理解孩子的进食经历和进食学习对于恰当的治疗来说是至关重要的。举个例子，孩子在 9 岁时出现的厌食现象与婴儿时期的厌食表现，需要的治疗方式就不相同。

饮食失调是复杂的神经精神病学疾病（与大脑有关），受到基因和环境因素的影响，其特点是不正常的进食和对于身体形象扭曲的想法，会威胁到孩子的身体健康和生存。饮食失调可能会出现在各种体重的孩子身上，不分男女，也没有特定的种族或者社会经济团体之分。本书的这些方法能够给与饮食失调做斗争的青少年一些支持，但是不能代替饮食失调孩子的治疗方案。

饮食失调的危险信号包括谈论想要减肥（说明对于身体形象不满意）、节食、过分关注健康饮食或者卡路里，以及过度运动等。像焦虑、沮丧这样的情绪异常通常都是与饮食失调相关。有喂食障碍的孩子同时患上饮食失调的风险呈现出越来越大的趋势，而其中的原因尚不明确（Kotler et al. 2011）。解决喂食问题或许能够预防患上饮食失调。如果你担心孩子有饮食失调，你需要跟他谈一谈。

饮食失调需要专家的诊断和治疗。更多信息,请访问美国国家饮食失调协会网站(http://www.nationaleatingdisorders.org)。

在本章中,你学会了考虑孩子的挑战和经验,能够理解孩子之所以努力回避一些食物和场景,是因为这样可以让她觉得更加舒服、安全和自主。如果你的孩子曾经有过消极、痛苦或者被迫的喂食经历,那么她"异常"的饮食行为就是为了保护自己不再遇到这样的情况。下一章我们将深入探讨你对于孩子饮食问题的反应如何影响孩子饮食问题的发展,并给出实用的建议,帮助你改变自己的行为和与孩子互动的模式,从而更好地解决问题。

第三章

理解你扮演的角色

你可能听说过"90% 的喂食问题都是与感觉相关的"、"这都是由妈妈怎么喂食决定的",或者"这就是行为方面的问题"类似的话,但是通常事情不会这么简单。目前为止,我们对于喂食问题和导致喂食问题的一些因素进行了探究,了解到仅仅关注问题的某一方面,会让你错失帮助孩子解决问题的方法。对于一些问题,你可能能做的事情有限,甚至什么都做不了。但是你在喂食关系中的角色,是你自己可以控制的。你能做的事情包括你什么时候、怎么样给孩子提供食物,你所营造的氛围,你对孩子进食的期待,你对孩子说的话,以及如果你为孩子寻求治疗的话,你想要让他获得什么类型的治疗。不管孩子的问题是什么,你的反应都是至关重要的,也是在必要的情况下你可以改变的。

　　本章探究父母对孩子挑食问题的忧虑，以及因得不到有效帮助而如何影响孩子的进食。逼迫孩子进食会导致焦虑情绪的产生，让孩子反而跟父母较劲，最终适得其反。我们理解这一章节的内容可能会让家长们有些难以接受。对父母们来说，要承认自己所做的事情反而可能激化了喂食问题是不容易的，但是请记住，家长对孩子认真培养的一个表现就是在出现问题时积极地寻求帮助。在我们的经验里，当出现问题时，父母们通常能够及时地发现，并且非常乐意有人教他们认清问题，改变适得其反的做法。所以，请认真读这一章！

理解喂食忧虑循环

　　父母和儿童护理提供者们可以通过忧虑循环（见图3.1）来理解有问题的喂食关系中的影响因子，这是一种非常形象的表现方式。我们的一些客户说，当他们陷入这样的循环的时候，他们感觉自己就像在一个黑洞里，或者像在下水道里打转一样。在上两章中，我们探究了父母们所忧虑的问题，以及当孩子最开始出现问题时，父母焦急恐惧的表现是如何让孩子产生抗拒心理的。

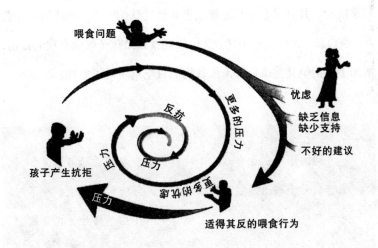

喂食问题

忧虑
缺乏信息
缺少支持

不好的建议

反抗

更多的压力

压力

压力

孩子产生抗拒

更多的压力

压力

适得其反的喂食行为

图 3.1　忧虑循环

　　许多有极度挑食问题的孩子的父母都担心孩子的生长发育和营养问题。有些时候这样的担心确实是合理的，但是也有一些时候，父母认为存在问题，但其实并不存在，或者只存在一些相对而言无关紧要的问题。举个例子，在一次心理咨询工作中，一位 12 岁孩子的妈妈说："我每天晚上都给孩子吃鸡块，因为他都不会拒绝，他需要更多的蛋白质。"在一个简单的讨论后我们发现，很显然她的孩子即使不吃那些鸡块，所摄入的蛋白质也已经比他需要的多了。这里有两个问题：①妈妈对于孩子的蛋白质需求估计值过高；②她限制了孩子学会接受其他蛋白质来源食物的机会。孩子并没有非常挑食，并且没有生长迟缓或者其他特殊的需求。出于对孩子营养（蛋白质）无根据的担忧，这位妈妈就只给孩子吃他喜欢的食物，增加了他拒绝其他蛋白质来源食物而只吃鸡块的可能性。

> **问题思考：**你有过类似的经历吗？在你的脑海中，你能想到对于孩子哪些营养物质或者其他方面的担忧？接下来的几页可能会让你发现，使你陷入忧虑循环的忧虑到底来自哪里。

实际上，营养问题很少会成为一个紧急的问题。我们都知道，成年人从来不会按照饮食推荐那样去吃东西，但是都能够保持健康快乐。在发达国家，由于有强化和浓缩食品，人们很少出现营养物质缺乏的情况。然而，让孩子吃太多"营养"食品反而会导致孩子跟父母较劲——而这是现在以及未来营养情况变糟糕的第一步。正如斯凯·范·岑登（Skye Van Zetten），一位极度挑食孩子的妈妈，在她的博客"进餐人质"（Mealtime Hostage）中所写到的："我越是想让我的孩子吃什么东西，让他的体重能够增长一点，他越是什么都不吃。"

　　如果每个孩子都能大口地吃甘蓝菜和蓝莓，吃鱼和鳄梨（当然前提是每一位父母都能够买到并买得起），那真是太好了。但是在现实生活中，情况却更加有意思。不是说营养不重要，而是让孩子吃他们接受的"安全"食物（即使营养稍微少一点），从长时间来看能够帮助你丰富孩子的进食，提高孩子的营养（第七章中将讲述更多营养支持的内容）。进食食物的种类应是多样的，不要回避进食，才是保证营养充足的关键，这也是为什么我们致力于培养长期的尽可能好的接受多样食品的技能。（要记住食物的多样性因人而异，即使是相对挑食的成年人，他们的饮食也通常能够达到他们的营养需求。）

　　在这一部分，我们的目标是教你正确地对待你担心的一些最常见的营养问题，比如孩子吃太多这种食物、吃太少那种食物，以及孩子的食物过敏问题等。在本章中，一位有着超过 15 年经验（包括在一家医院喂食部门的经验）的儿科营养学家海蒂·贝克尔给出了她的见解。

担心营养缺乏

　　如果你担心孩子的营养，特别是觉得孩子营养缺乏，那么你可以考虑进行一项详细的饮食摄入分析。理想情况下，这一过程包括追踪 7 天内（包括周末两天在内）你提供给孩子的食物，以及孩子进食的时间和分量。注册营养师能够通过这一记录分析孩子获取能量时的营养元素（脂肪、碳水化合物以及蛋白质）和微量营养元素（维生素和矿物质）的摄取。（摄食分析指导和模板见网站 **www. newharbinger.com/31106**）。你可能会发现孩子的情况其实比你想象的要好。如果不是这样的话，你也能够获得解决孩子营养缺乏问题的信息。

蛋白质摄入不够?

蛋白质是父母们最常担心的主要营养素。"孩子早餐必须摄入蛋白质！"是父母们经常重复的一句话。儿科营养学家海蒂·贝克尔认为，即使是非常挑食的孩子，他们的蛋白质摄入也"几乎不会"偏低。父母总是高估了孩子的蛋白质需求。例如，一个 39 英镑（约 35 斤）的学龄前儿童每天喝一杯牛奶或豆奶，吃两勺花生酱和两片面包（或者一杯 150g 装的希腊酸奶①和 4 块鸡块）就能够满足日常蛋白质的需求。

---

① 希腊酸奶的蛋白质含量比普通酸奶更高。——译者注

蔬菜吃得太少？

父母们总是希望孩子多吃一点蔬菜。如果你希望孩子的饮食能力有所提高，多种高质量的维生素和矿物质补充剂能够给孩子提供他们需要的微量元素。水果中含有许多和蔬菜相同的营养元素和纤维素（挑食的孩子通常体内纤维素含量较低），能够促进孩子排便。如果你的孩子喜欢某些水果，那就经常给孩子吃这些水果；记住，首先要让孩子接受水果。同样地，如果你把水果和蔬菜看成一类的话，那你可能会发现孩子的情况其实比你想象中更好。

孩子慢性便秘通常会让家长对孩子的水果和蔬菜摄入感到担忧。较低的纤维素和液体食物摄入会促成慢性便秘，但是仅仅提高纤维素和液体食物的摄取量还是难以解决这个问题。一旦出现连续几周或者几个月的严重便秘，那么结肠就会伸张，需要长达 6 个月的时间，才能恢复到正常的形态和功能。慢性便秘会导致食欲下降、腹部绞痛，甚至呕吐——更别说排便痛苦引发的克制排便的自然反射。时间一长，便秘的孩子就很难意识到他的身体给他的反馈（这一点是不是似曾相识？）。家长可能会鼓励孩子说"拉出来你就舒服了"，但是孩子就是做不到。

在食物、饮料或者补充剂中添加益生菌能够帮助促进肠道的健康，并且只要没有过敏状况出现，就不会产生任何伤害。如果你正努力让孩子在没有压力的情况下摄取最佳的液体食物、水果和蔬菜

（第七章的主题），纤维素补充剂或者辅助剂（如 MiraLAX，一种缓解便秘的产品，溶于液体中无法察觉）能够帮助孩子每天轻松地排便。父母们通常过快停止给孩子使用大便软化剂或者通便药物。这一点你可以和医生商讨，但你要知道，让孩子学会对身体的信号做出反应可能需要好几个月的时间。

钙元素不够？

钙元素是影响骨骼强度的重要营养元素，主要从乳制品中获得。如果孩子不喜欢吃乳制品，或者对乳制品蛋白质过敏，那么钙强化豆奶也可以满足他的钙需求。如果乳制品和豆制品都不在孩子日常饮食的常规之中，那么可以寻找其他的钙强化食物，例如橙汁之类。在孩子开始接受食物时，询问孩子的医生或者营养师有哪些含钙高的食物或者补充剂。多维生素剂能够帮助提供更多的维生素 D（辅助钙吸收）；在北方光照较少，无法充分促进机体自身产生维生素 D 的气候下，多维生素剂可能更加有用。

铁元素不够？

铁元素并不在大多数父母担心的范围内，但是对于极度挑食的孩子，获得充足的铁元素通常是很困难的。低铁会导致食欲低下和生长迟缓，还可能导致行为和神经发育变化和睡眠障碍。一个简单的手指针刺测试就能够测试出孩子是否低铁，这也是我们唯一建议极度挑食的孩子所做的一个血液测试。如果孩子体内含铁量低，那么她可能需要进行更多的实验室分析，并且需要补充铁元素。询问一下你的医生给孩子补充铁元素的剂量、准备工作和随访安排。如果给了孩子足够的补充剂之后，孩子体内铁元素的水平依然还是很低的话，那么就表示可能存在另一个深层次的问题了（比如食物耐受不良）。

如果要进行其他测试，要听从你的医生或者营养师的建议。少数情况下，严重的营养失调或者营养元素的缺乏（如铁元素和锌元素）本身会抑制食欲，形成一个恶性循环。如果有其他考虑的话，那么采取保守一点的做法总比事后后悔好。

担心营养过剩

我们认为，对于一些特定的"坏"食物或者营养元素的担心，比这些食物本身的危害更大。现在我们要来看看糖和盐两种物质。对这两种物质的研究都具有两面性，你会发现一些被广泛接受的"事实"和建议其实也可能并不是那么确定。

糖

在当前社会，糖被认为是一种给社会健康和营养带来祸害的主要营养素，正如以前人们看待脂肪那样。确实有证据表明，不均衡地吸收像糖（通常作为脂肪的替代品，被添加到加工食品中）一样的精制碳水化合物，会导致慢性健康问题的产生，但是把责任推到一种主要营养素或食物身上，或者把它们妖魔化，并不能让我们获得良好的饮食或营养。

我们不认为糖本身是"有毒的"或者"会令人上瘾的"。一项研究总结道："在人类的相关文献中，没有资料支持人体会对蔗糖上瘾或者对糖上瘾会导致饮食障碍这样的假设。"（Benton 2010）吃糖还常常被认为是不良行为。虽然研究没有表明糖会引发好动或者其他行为障碍，但是如果孩子只吃糖或者精制的碳水化合物，那么血糖的猛增和骤降都可能会导致孩子出现不良反应。另外，糖会使孩子表现不好这样的想法纯属臆想。想想有多少次，父母们一边告诉孩子糖会让他精神集中，或者孩子在学校饿了时给他们糖吃，还一边警告他们不能没有节制地吃各种糖……

孩子们几乎毫无例外地喜欢甜味。母乳带有自然的甜味；在进化阶段，甜味能够帮助人们识别富含能量的食物，而苦味则表示食物可能有毒。科德维尔、奥斯瓦德以及里德在 2010 年进行的一项研究表明，孩子长大到青年时期，在差不多停止生长的时候，可能就不会特别偏爱甜味的食物了。这说明生长的生物性驱动力也是孩子偏爱甜食的原因之一，孩子长大后会自然而然不再喜欢超甜的食物。

如果你担心你的孩子糖的摄取问题,可以参考以下的几点建议:

- 当给孩子提供含糖量高的食物时,同时提供含蛋白质、脂肪和纤维素的食物。倒一杯牛奶或者豆浆,或者给孩子吃全谷物饼干、奶酪或者水果和花生酱。

- 考虑糖果或者含糖的多脂肪和蛋白质食物:比如士力架,含有坚果和巧克力;或花生 M&M's 豆、黄油饼干和全麦糕点、燕麦等。

- 记住,少量的甜食能够帮助孩子吃得更多(见第八章)。

如果你担心孩子能量的摄入,需要缓解他的焦虑,增加孩子饮食的多样性,那么试试暂时先不要担忧糖的问题。由于害怕糖的过多摄入而感到有压力,甚至不让孩子吃水果,只会损害孩子饮食的多样性和营养摄取,增加孩子进食的焦虑。儿科营养学家海蒂·贝克尔曾说过糖的问题:"单为了让孩子摄入生长所需的能量,就值得在食物中添加糖。"同时我们也希望家长们暂时先不要担心孩子摄入的果糖玉米糖浆过高,它在营养成分上与蔗糖几乎是一样的。

盐

除非孩子身上有与盐相关的一些疾病,如肾或心脏方面的疾病,否则基本上不需要担心盐的问题。加工食品中的盐分偏高，但是即使是这样，我们也不需要担心。并且，当你不去限制孩子盐摄取量的时候，或许孩子就会变得对盐不那么感兴趣了。并没有任何研究支持健康的孩子需要限制盐的摄取量，即使是成年人，这样的说法也是存在争议的。你可以松一口气，这是一场不需要进行的战争。

担心过敏

被诊断出患有疾病或者发育存在问题的孩子的父母都会去网上寻找"治疗方法"，这些治疗方法通常涉及特定的或者高度限制性的饮食方案（要当心一些不讲道德的公司和医师利用家长的忧虑销售昂贵的或者效果存疑的补充剂）。许多不知所措的父母已经没有精力再给孩子进行另一种治疗方案，但是排除饮食①的方法并不简单，也不是那么容易就能做好的。

一些孩子对于谷蛋白（在小麦、黑麦、大麦和一些燕麦中存在）过敏，这会导致便秘、腹泻、腹部不适或营养吸收不良。还有一些孩子只是对小麦过敏。乳糜泻是一种遗传的自身免疫疾病，要求在饮食中完全排除谷蛋白。

---

① 排除饮食：将食物一种一种地排除，以确定与病状有关的食物。——译者注

许多家长认为，排除一种或者多种食物或者食物群（如肉类、谷蛋白、乳制品等），就能解决对多种健康问题的担忧。但是，如果不是真的有过敏问题的话，就要注意，这么多的限制会对家庭造成很大的负担，而且没有明确的益处。如果你在考虑排除孩子饮食中的某一食物群，那你必须咨询胃肠病学家、过敏症专科医生或专门研究食物过敏的营养学家，并且跟专业的保健人员谈谈孩子是否有食物敏感、过敏，或者患有乳糜泻这样的疾病。

一些家长会因为孩子吃奇多（Cheetos）而感到非常开心，而另一些家长则只让孩子吃天然的食品，或者严格避免色素或者食品添加剂。有些家长发现孩子对于一些色素过敏；研究（针对注意力缺失紊乱的小型研究）表明，一些孩子对于特定的色素过敏通常是在食物色素含量较高的情况下。很多主要的食品品牌企业倾听消费者的声音，更多地为消费者提供不含人工色素、甜味剂以及防腐剂的食品。本地消费合作社和像全食超市（Whole Foods）[1]、老乔的店（Trader Joes）[2] 这样的商店都会购进无添加剂的食品，其他一些大型的连锁超市也紧跟它们的步伐。如果孩子在进食没有人工

---

[1] 全食超市（Whole Foods）：美国较高档的超市品牌，店内的食品都是有机食物。——译者注

[2] 老乔的店（Trader Joes）：美国深受消费者青睐的有机食物超市，价格比全食超市要更亲民。——译者注

色素和防腐剂的食物表现得更好，也不会扰乱他的进食，那么就在饮食中排除这些东西。但是如果你没有发现什么区别，那么做这些额外的努力，甚至为此导致矛盾发生，就不值得了。

要记住，对于添加剂的焦虑可能是有害的。一个有着严重食物焦虑的学龄前儿童的妈妈曾经分享过，她是如何冲过厨房一把夺走学步孩子手中含有加工面粉和加工油的饼干。当她回忆这一场景时，她在想是不是这样的举动，以及其他类似的举动，导致了孩子对食物的恐惧。

考克兰研究回顾委员会（由研究专家组成的解决具体临床问题的公正小组）表示，没有找到高质量的证据证明排除饮食法（或者各种补充剂方案）会对自闭症孩子产生有借鉴意义的影响（Millward et al. 2008）。证明这一点需要更加全面透彻、精心设计的研究。但是记住，孩子的反应是最好的证明。的确也有一些遵循排除饮食法的家庭在孩子的饮食方面取得了进步，但是对更多的家庭来说，还是没有变化。第八章中会简单地描述排除饮食法。

从现在开始，放下忧虑

对营养的担忧会带来冲突，施压只会阻碍问题解决，尤其是在营养这个问题上，要求完美反而会适得其反。"进餐人质"的博主斯凯·范·岑登建议："忘了你需要吃多少某某食物，以及脂肪、糖、盐和别的什么食物对你有害这些大道理吧。说真的，都别管它了。的确，我非常开心我的孩子能在 4 种食物种类中均衡地饮食，但是他现在还没有达到那个水平。现在，TJ 开始尝试那些味道不错的食物；相比一年前那个不愿和我们一起进餐的孩子，他已经有巨大的进步了。"

在本书中，我们不给孩子推荐吃什么或者不吃什么，只是提供一些关于进食多样性、食谱制订策略以及技能建立方面的建议，这些建议都基于一个原则：除非出于医学考虑，否则对于极度挑食的孩子来说，没有什么食物是需要限制他进食的。营养问题是很重要，但是本书的主题是如何喂食。你提供给孩子的食物通常取决于你自己，这还会涉及宗教、文化、时间、经济，以及家庭的偏好和孩子愿意接受的食物等各方面的因素。我们知道，当孩子吃一些被称为垃圾食品的东西时，那些希望给孩子进食"正确"食物的父母会觉得很内疚。但是我们不应该感到羞愧，也不应该用"好"或"坏"来笼统地给食物贴标签。努力改善喂食方式，了解孩子对食物的感受，才能慢慢获得更好的营养和健康；相反，带着达到某一营养目标的压力，只会适得其反。

为什么父母如此担心？抛掉恐惧和不良建议

我们想给孩子最好的东西，我们也常常因为没有做到这一点而愧疚。"愧疚的妈妈"是市场营销人员创造和宣传出来的形象。一些公司成功地利用妈妈的恐惧和内疚感向她们销售专用的奶瓶、婴儿食物制造机、追踪孩子饮食摄入的 APP、昂贵的环保产品、补充剂，以及有机压缩食品。他们有钱赚为什么不这样做？

一位妈妈在网上了解到，肉酱千层面中的蛋白质可能会损害她孩子的肾脏；听到这样的说法后，她忧心忡忡地向卡特娅求助。对于一个健康的孩子来说，这根本不可能，但在我们今天这样一个即时的、持续接受信息的时代，任何一点担忧、问题或者疑虑都能被验证和放大——而就是因此，健康的喂食行为容易遭到破坏。这也是今天的父母与过去几代父母不同的地方之一。相比今天的父母，你的父母和祖父母就不会读到 DHA 和脑部发育的信息，不会担心抗氧化剂的问题，也不需要备受媒体在营养和肥胖等话题上的信息轰炸和煎熬。

今天的父母与过去的一代或者两代人相比，养育孩子时所处的经济环境也不一样。根据美国农业局的资料，在写作本书的时候，有 1/5 的孩子生活在粮食安全得不到保障的家庭（这意味着他们无法稳定地获得充足的食物）。可能你很难获得足够的食物，或者担心把钱花在孩子不喜欢吃的食物上，我们会在后面的章节中谈到这些问题。我们明白，经济担忧和粮食保障给有喂食问题的家庭带来了额外的负担。

我们沿着忧虑循环继续往前，就会看到对饮食问题充满焦虑的父母，他们得不到有效的支持，总是听到各种不好的建议。这些建议要么是来自于阿姨，她们教你让 3 天大的宝宝尝试固体食物，要么是来自于兄弟姐妹，他们建议你先"饿着"你那"被宠坏"的小公主，这样她自然就会进食了。一些书籍以及其他自称声誉良好的媒体也会给父母提供一些不好的建议。想想，一家美国知名医院的婴儿喂食网页上竟然建议，只用勺子喂食宝宝，因为宝宝"必须"通过勺子开始学习进食。这样的说法不仅是没有任何根据的，而且，如果宝宝就是不想用勺子进食怎么办？这样的建议只会诱发孩子和父母之间的冲突。

最令人无语的是，有时候当家长向医生寻求帮助的时候，医生竟给出一些最坏的建议。家长们总是问："为什么我孩子的医生不知道这样呢？"医生不知道就是不知道。医生的训练内容很宽泛，但是对于大多数医生来说，他们的训练课程中并不包含最基本的关于喂食、生长和营养的内容。我们不清楚为什么临床医生每天都需要处理的问题——3 位家长就有一位在喂食问题上向医生求助——

在医学培训中得到的关注（如果有关注的话）却那么少。珍妮努力争取为当地儿童医院的儿科住院医生提供了一小时的喂食培训，但这也就是这些医生在喂食问题上所接受的全部培训了！即使是一些喂食治疗提供者，也会给出一些没有帮助的建议。总的来说，如果人们给你的建议让矛盾更加突出，让孩子的焦虑或者呕吐问题更加严重，并且对于家庭进餐或者进食常规的建立起不到作用的话，那就算不好的建议。

父母们还告诉我们，除了给出一些不好的建议之外，一些专业人员还经常忽略家长的担忧。当第三个孩子跟之前两个孩子表现非常不一样，在进食问题上一直没有进展时，他们只会跟父母说些无用的话："孩子长大些就不会这样了""不用担心，让孩子做自己"。以前喂食问题的定义基于孩子出现体重下降，所以只要孩子身体还在长，专业人员就会跟父母们说"不用担心"。一位父亲的儿子6年以来一直只吃原味芝士油炸玉米粉饼。但是，只要孩子一直在正常的范围内生长，父亲的担忧和求助就会被医生忽视。他们根本不知道典型的挑食和更加复杂的问题之间的区别，所以只能给出一些坏建议，提供一些毫无意义（如果不是不可原谅）的指导。

许多孩子确实一长大挑食问题就自然消失了，但是临床医生必须知道得更多，这样他才不会伤害孩子，而是协助家长引导他们的孩子解决问题。许多临床医生的知识是有限的，意识到这一点，你才能甄别一些不好的建议，防止他们伤害孩子。甚至，如果你的医生知识不够充分，或者不愿意学习新知识，你也可以换一位新的医生或者治疗师。

压力策略和适得其反的喂食行为

在忧虑循环中，下一阶段是最重要的阶段之一：判断适得其反的喂食策略，包括施压。下面两个关键的问题可以帮助你判断你的行为是否在给孩子施加压力：

1. 你为什么要这么做？如果答案是想要让孩子吃得多一点或者尝试吃（或者舔、闻）新的食物，那么这就是在施加压力。

2. 孩子的反应如何？如果孩子拒绝、反抗、转身回避、哭闹抱怨、跟你谈判、感到焦虑、恶心或者呕吐，那么不管你的行为多么充满善意，都给孩子带来了压力。

强迫或者诱惑孩子进食会给孩子带来压力，但是你有没有想过，一些"积极"的策略（比如称赞或者表情贴纸图表）也会给孩子造成压力呢？以下是一些施压信号或施压策略的例子，分为 7 类。

1. **赞扬孩子**

   "孩子你真棒，你吃完了所有的_____！"

   "你今天吃了_____，我为你感到非常骄傲。"

   贴纸图表。

   鼓掌和欢呼。

2. **让孩子感到羞愧或内疚**

   "你自己要吃面的，快吃了它。"

   "你看其他小朋友都吃比萨。"

   "如果你爱我的话，就把这个吃了。"

   "你之前都吃过的，没关系！"

   "做个乖孩子，为了妈妈，快吃一口！"

3. **诱惑孩子**

   孩子在可以吃他们感到安全的食物或者喜欢的食
   　　物之前，必须先吃两口他们不喜欢的食物。

   孩子必须吃两口才能获得甜品奖励。

   孩子吃了某一种食物或者吃了一定量的食物之后，
   　　可以得到零花钱或者玩具。

   孩子每吃一口，就能看一会儿电视或者玩一会
   　　游戏。

4. 分散孩子的注意力

用电视、视频或者平板电脑来让孩子进食。

用玩具来分散孩子的注意力（或者作为奖励）。

逗孩子开心，让孩子进食。

5. 威胁或者强迫孩子

约束孩子。

强迫喂食法。

孩子不吃就不准离开餐桌。

将勺子一直放在孩子面前，直到她吃为止。

"你要是不吃，爸爸会生气的。"

6. 施压治疗法（包括实际上有趣的做法）

使用吐食碗（先让孩子把食物放到嘴里，再吐出来）。

让孩子亲吻食物。

当孩子不想吃的时候，让孩子接触或者用食物画画。

7. 营养忠告

"你需要更多的_____（蛋白质、维生素等）"

"你不想变得高大强壮吗？"

"这对你身体好。"

上述一些方法一定会导致压力。有一个学校的项目就是，让孩子连续 10 天每天都尝一小口一种新的食物。对于饮食总体上表现良好，性格外向的孩子来说，这样的做法也许就能让他们接受新的食物（但其实，我们觉得，孩子不通过这样的做法也能够学会接受不同的食物）。但是如果有极度挑食问题的孩子在同学面前呕吐，那么就适得其反了。

问题思考：上述策略中，有没有对你来说有用的策略？如果有的话，能够持续多长时间？例如在使用诱惑和奖励孩子的方法时，你是不是需要不断加大对孩子的诱惑或者奖励（答应给他更多的零花钱、更大的玩具）？

对珍妮那个挑食问题更严重的孩子来说，任何一次要求他"尝一小口"，都会马上让他哭。尽管贴纸图表的方法帮助他自豪而满意地完成了日常难题，但是当他的哥哥建议用贴纸图表的方法来记录他尝试新的食物时，他还是非常抗拒。如果用吐食碗或者贴纸图表能够帮助你的孩子接受各种各样的食物，我们很高兴；但如果是那样的话，你可能也就不需要读这本书了。

我们客户的孩子对于压力或者鼓励的反应都比较消极；研究

（包括盖洛威等人在 2006 进行的研究）证明，这样的结果是非常普遍的。我们曾听说，有的孩子在没有人看着他们的时候，偷偷地从食品柜台或者其他人的碗中拿取食物，然后到另一个房间（或者躲到柜子里）吃——就是因为有人看着他们尝试新的食物，这会让他们觉得压力太大。由此可见，上面提到的施压的方法非常广泛。

上面那些压力信号和压力策略的例子都是大人试图用逻辑让孩子听话。焦虑的父母可能会觉得很奇怪，一个 7 岁的孩子能够清楚地解释计算机电路板如何运作，却不能或者不愿意理解他的骨骼发育需要钙，也不吃应该吃的东西。如果这个问题能够解释清楚，或者让孩子信服，当然再好不过了。遗憾的是，极度挑食不是一个你能讲清楚或者有什么理性原因的问题——我们当然希望问题那么简单。

有时候，如果跟孩子沟通或者诱惑孩子没有成功，父母会采取或者有人会建议父母采取极端压力法。如果一个孩子由于进食被限制自由、哭泣或者呕吐，或者表现得沮丧、惊慌，这就是极端压力。这个方法通常让当事的孩子、父母以及旁观者们都感到心绪不宁。我们看到过一些治疗视频，视频里父母让孩子进食"吐出来的食物"（这些食物是部分或全部被孩子吞进去之后，又吐出来的），这就是极端压力。当孩子闭紧嘴巴哭闹时，掰开孩子的下巴"温柔地送"一勺食物到她的嘴里，这也是极端压力。专业人员的办法包括赞扬、奖励或者强化，但是喂食专家们一致认为，强迫或者约束孩子只会

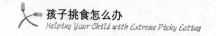

给孩子带来心灵创伤，对问题的解决没有任何帮助。

有时候，即使是看上去非常小的压力也可能是极端的，孩子的反应会告诉你。一个 3 岁的孩子艾丽西亚，当被要求在跟治疗师会面时舔一下香蕉片时，歇斯底里地尖叫。对于艾丽西亚来说，舔一下香蕉片就是极端的压力。

为什么父母会施压，孩子会反抗？

从我们的经验来看，父母给孩子施压主要有以下原因：

- 经常会有家庭成员、朋友、配偶、医生或者治疗师跟他们提一些建议或者提供某些信息，比如"让他吃""你的孩子 3 周不吃东西也不会有事（这句话是一个儿科医生说的；的确，一个孩子 3 周不吃东西还是能活下来，但是那是什么感觉？）""她每天要进食 20 盎司（约 567 克）""在食物问题上就随她吧，什么时候吃什么让她自己决定好了"。

- 施加压力"有效果"，至少在短期内有效果——能够让孩子吃进去一两口。

- 父母们因为孩子不肯进食而感到害怕（或者担心、焦急、恐惧——你自己挑）。

- 父母们也是这样长大的,美国人都是这样喂养他们的孩子。

父母们都有一种养好自己孩子的渴望。在没有别的选择的情况下，父母们对于拒绝进食的孩子的反应自然就是强迫他们进食。反正，不管怎样，孩子总得吃啊！

孩子会对于他们感受到的压力做出反抗，其中的原因也多种多样，包括孩子想要自己掌控自己的身体，想更加独立，孩子性格和父母策略不符；在另一些情况下，冲突让他们感到更加熟悉、安全。那么，我们再从孩子的角度来分析这个问题。

身体自主权："我的身体我做主！"

孩子产生抗拒行为最基本的原因就是,他们想保持舒适和安全,掌握自己的身体。例如，如果你强迫宝宝进食，将奶瓶或一勺食物硬塞到他的嘴里，或者在他抓取食物进嘴时摁住他的头，这时他就可能会弓起背，转动头，大声哭闹，或者打翻勺子或奶瓶。面对施压喂食法，大一点的宝宝或者学步幼儿可能还会努力挣脱高脚椅，或者不肯在高脚椅上吃东西。

想象一下你在下列涉及身体自主权的场景中的感受。

- 让别人给你刷牙。如果你的孩子够大，你可以试试让
  他给你刷牙，看看你会不会一直后退、呕吐，或者担
  心被戳到。

- 闭着眼睛让别人喂东西给你吃，用你意想不到的容器
  （大木勺或者茶匙）给你吃一种你意想不到的食物。

- 睁开眼睛，让别人再喂你一次。尝试不同的食物，包
  括一种需要咀嚼的食物。看看别人喂你的时候，喂食
  的时间间隔是不是随他的心情决定，比如他可能不管
  你嘴里是不是还有食物，每隔 3 秒就喂你一口，或者
  每隔 30 秒才喂你一口。

- 最后，跟喂食你的人商量，用你最喜欢的容器和喂食
  间隔来吃东西。

你可以说话，但是孩子则是通过在餐桌上不好的表现、拒绝食
物或者只进食他能接受的食物这样的行为，来告诉大人他们对身体
自主权的要求。

独立性："你不能要求我这样！"

孩子会抗拒的另一个原因就是，他们觉得自己应该这样。回想孩子从学步、上学，到少年、青春期这一步步的成长阶段，孩子们发展自我认同的方法之一就是违抗父母。所以，父母逼迫孩子吃西兰花时，对孩子来说就是通过拒绝宣誓自己独立性的机会。每个孩子的经历、问题和性格不同，有些孩子宁愿不吃东西，也不愿意丢失这一阵地，或者面对失去独立性的恐惧和不快。

家长们最担心的主要是孩子挑食的问题，但也有可能你的孩子胃口偏大。在这种情况下，最常见的方法就是跟孩子说"你只要吃一根猪排就够了"类似的话。但是这么说，你很可能得到的是孩子叛逆的回复："是吗？我偏要吃三根！"当父母给孩子施压，让孩子吃东西、舔一口、玩食物、再"多吃两口"或者少吃点时，得到的回应往往不如人意。

久而久之，矛盾就与食物的关系越来越小，而更多的是关乎谁输谁赢。就像16岁的伊瑟丝（一个有极度挑食的孩子）说的："父母不应该关注'我怎样才能让她吃东西？'而是'我怎么样才能帮助我的孩子按她自己的节奏来做这件事？'"如果孩子尝试一种新的食物就相当于"输"，那一些孩子可能会对这种较量而非食物本身更感兴趣。你和孩子在餐桌上的较量会影响到你们之间的关系，

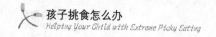

同样地，你们之间的关系也会影响饮食问题的解决。有一位妈妈伤心地说："我觉得他讨厌我。"

问题思考：孩子的喂食问题对你们之间的关系产生了什么样的影响？在他吃什么、吃多少这件事情上，你们每天会产生多少矛盾？

一些经历过创伤，或者正在和家庭成员建立关系、培养感情的孩子也可能会倾向于引发矛盾，因为他们觉得那是安全的、可控制的。如果你的家庭充斥着这样的矛盾，那么进行家庭咨询能够改善这一状况。

认为自己做不到："我做不到，为什么还要一遍又一遍地尝试？"

学龄期的孩子通常希望自己很能干，讨人喜欢，但是有极度挑食的孩子在进食问题上总是做不好，没有信心。压力或者给孩子过高的关注只会阻碍问题的解决，让孩子很抗拒，变得越来越愤怒。正如作为临床医生和作者的玛德琳·莱文（Madeline Levine）在 2012 年《纽约时报》上的一篇文章中所解释的一样："父母不断地对孩子进行没有必要的干预，如果孩子还小，这只会让孩子觉得自己不够好，如果孩子已经是青少年了，这只会让孩子很生气。"如果他们做不到你所期望的那样，那为什么还要一遍又一遍地尝试呢？

性格很重要

正如对自主权、独立性和胜任力的渴望一样，孩子的性格也能影响他们对喂食策略的反应，但这一因素却常常被忽视。要知道，没有一个通用的解决方案。一个性格外向随和的孩子或许能够接受"再吃最后一口"，并说："你说得对，我喜欢吃萝卜。"但是这个同样的方法用在一个独立、固执、焦虑或者谨慎的孩子身上，结果就可能导致孩子大发脾气，或者生闷气。孩子的反应会告诉你应该选择什么样的喂食策略。

施压法的悖论：你觉得你赢了，其实每个人都输了

你做了那么多努力，不断地与孩子协商，或者用各种奖励诱惑

他们，为什么情况还是不见好转？好像你越是挣扎，喂食问题就变得越糟糕，就像陷进流沙中无法抽身一样。如果孩子学习进食的出发点不正确，那么就会出现严重的、出人意料的结果。向孩子施压或许能够给你带来短暂的胜利，让孩子吃进去一口两口，或者让你觉得你能够控制这个问题了，但是最终的代价是孩子吃或不吃不再是出于饿或不饿，或者有没有食欲。这就是施压喂食法的悖论。你赢得了这场战役，却输掉了整个战争。

孩子学习进食的出发点有误

如果孩子吃东西是为了讨你喜欢，为了不受罚，或者为了获得奖励的玩具，那么这样只会强化孩子进食的外部动机，这时孩子学习进食的出发点就错了。当孩子（或者成人）不根据身体内部的信号（如饥饿、食欲）进食，时间一长，他们就会失去对这些信号的感受能力。我们在喂食孩子时，既可能会采用支持和培养孩子自我调节这一内在技能的方法，也可能采用压抑他们这一技能的方法。（我们说"压抑"而不是"消除"，因为我们也看到过一些孩子在经历了非常艰难的开端之后，重新调整了过来。）

施压法只会增加焦虑，降低食欲

焦虑、恐惧和冲突会压制孩子的食欲，阻碍孩子的进食和生长。许多研究表明，焦虑会让孩子没有食欲，同样地，如果孩子在不那么想吃东西的时候，你偏要他吃，或者想要大一点的孩子一直尝试新的食物，这些微妙的压力也会降低孩子的食欲。

如果你提前在盘子里装好食物，那么孩子看着眼前的东西可能会感觉沮丧和焦虑；他心里打起了小算盘：我不得不吃多少口呢？我吃完能看多久的电视或者玩多久的游戏？这时候，孩子体内的应激性激素上升，他的食欲——或者发育期内对于食物的好奇心就消失了。在这种情况下，孩子就真得无法感觉到身体发出的饥饿或饱腹的信号了，因为在他们的身体里，有太多其他的感受。压力和恐慌会激发孩子"要么斗争要么逃避"的反应，减少孩子的唾液分泌（导致食物更难吞下去，改变孩子的味觉感受），明显减慢肠胃道的消化进程，干扰孩子的食欲，影响身体对饥饿信号的接收。

许多妈妈质疑压力和焦虑会降低食欲这一点，她们说她们自己在有压力的情况下吃得更多。对于许多有过节食或者经历过食物短缺的成年人来说，消极的情绪确实会导致他们吃得更多。这一点在有过摄食受限制的孩子身上也有所体现。而大多数有极度挑食问题的孩子都没有摄食受限的经历。我们一致认为，对于他们来说，消极的情绪只会降低食欲和孩子的摄食。

值得注意的是，有些孩子在受到鼓励的情况下会过量地进食。比如早产儿，他们的生命开始的时候体型很小，父母就费尽力气让他们多吃一点。最后，这些孩子到青春期的时候可能会超过足月宝宝的体重（Vasylyeva et al. 2013）。证明这一点还需要更多的研究，但是目前的研究结果与我们的观察以及我们在新生儿重症监护室的毕业生们的观察结果是一致的。有些孩子会抗拒压力而吃得少，但是也有些孩子受到鼓励，吃得比他们想吃的更多。我们现在还不清楚这其中的原因（可能孩子的性格起了一定的作用），但是我们认为，努力让孩子吃更多的食物会导致孩子与身体内部的信号失联，导致调节体重的内外机制都出现问题。

压力会降低孩子对食物的喜爱

父母们可能觉得，他们用甜品诱惑孩子吃其他食物的做法是在帮助孩子进食，但是研究表明，这可能会事与愿违。首先，孩子会更加珍惜、更加想吃甜品；另外，孩子会越来越不喜欢其他食物（Newman and Taylor 1992）。

想象一下这个场景：吃自助餐的时候，3 个成年人一心想让小男孩吃两口鸡肉，说这样才能吃甜品。大人们严肃地坐着，不停地唠叨着鸡肉有多好，说小男孩可以捏住鼻子，只吃两口，说他需要更多蛋白质，对他的身体好……除了这些，他们就没有别的话说了。这时小男孩边哭闹边拒绝。

大概过了 12 分钟，小男孩尝了一口，大人们觉得孩子表现非常好，于是有一个人就给孩子拿来甜品。这时候每个人都笑逐颜开了，拿出甜甜圈对小男孩赞不绝口，气氛非常愉快：他们熬过痛苦的时光，迎来了彩虹和笑脸。这时，孩子就明白了，忍受吃鸡肉的痛苦能够得到好东西的奖励！

施压法带来的负面影响是长期的。一项研究表明，大学生非常讨厌他们在童年时期被逼迫进食的食物（Batsell et al. 2002）。有一位家长称她自己曾经是一个挑食的孩子；她现在几乎什么都吃，但就是讨厌喝牛奶，因为她的父母曾经总是逼她喝牛奶。当家长们过分推荐、逼迫或者诱惑孩子去吃某种食物的时候，孩子可能会想："这东西肯定不是特别好，他们才会这么想要我吃。"

施压法让孩子进食的每一口都取决于你（或者其他东西）

有些家长发现，孩子只有在被分散注意力的时候才会吃东西，比如看电视、玩玩具，威胁他们会没收玩具，或表达不喜欢他们的时候。实际上，许多行为疗法都提到了这一方法，甚至不让孩子自己吃东西，而是让父母控制每一件事，以及孩子吃的每一口。通过这一方法，家长们可能在短期内让孩子摄取一些能量，但是这往往导致孩子在入学或者进入幼儿园后，一离开父母（或者没了iPad）就没有办法自己进食了。

珍妮之前有一位客户，她的女儿（没有出现特别的需求）参加了一个有后续门诊治疗的住院喂食治疗方案，在这个过程中，必须由妈妈用勺子给孩子喂每一口饭。一年以后，她的女儿只吃妈妈用勺子喂的酸奶和混合意大利饺，并且在进食的时候总是要看电影。这位妈妈不知道该怎样改变孩子的这个习惯，让她能用适合她年龄的方式饮食。许多孩子在培养饮食技能的时候是需要外界帮助的，他们可能需要很长的时间来达到这个目标。但是想要通过让孩子产生依赖这样的策略来走捷径，是与典型的生长发育过程相违背的。父母一旦为了达到营养和体重的目标而牺牲孩子社交和情绪的健康发育，那么就会损害孩子对父母的信任，也会打击孩子的自信心，最终适得其反。

行为修正法作诱饵

很多父母尝试过用奖励、玩具、诱惑、表情贴图、视频、"就吃一口"或者惩罚等，来加强孩子对食物的接受和喜爱。珍妮在行为喂食方法这一问题上经验丰富，并且对于相关的研究成果十分熟悉。她得出的结论是，行为修正法通常对于具体的任务来说非常有效。一个玩具，或者表情贴图上的奖励能够帮助孩子做完家庭作业，帮助孩子进行如厕训练，或者让他叠好被子。但是，言语和饮食都属于复杂的任务，比如练习自然发声、说话或者长期享受饮食，奖励方法就不是那么合适了。我们经常从家长那听到的话是"用玩游戏来诱惑他做什么都可以，就是吃饭不行。"如果孩子不乐意，那么不管多少外界的奖励，都没有办法让极度挑食的孩子好好地饮食或者喜欢上什么食物。

问题思考：如果有人出一万美元，让你吃下 8 盎司（约227 克）你自己吐出来的东西，你特别想要这一笔钱，但是你会这样做吗？

当一个方法在某些问题上奏效时，父母们通常会把这个方法借用到饮食问题上来。如果你发现这样的奖励或者诱惑没有作用，你应该相信你的观察。孩子的反应是这些方法有没有效的最佳证据。

在本章中，我们带你走完了忧虑循环。你可能已经注意到，这个循环会使问题不断恶化：忧虑越多，导致压力越大，孩子就越强烈地抗拒，问题的解决就无法推进。现在，问题可以取得进展了。首先，放松紧张的神经，因为你不需要想尽办法让孩子进食。在你建立了什么是典型饮食的基础上，继而明白孩子和父母在什么时候可能偏离正确的轨道，以及如何偏离正确轨道，你就会知道该怎么样停止这一忧虑循环，帮助孩子进食和成长。本书下面的内容会教你具体的方法。

第四章

第一步：
减少压力，焦虑和冲突

既然你已经建立了理解喂食问题的基础，那么现在就可以进入解决问题的第一个步骤——减少压力、焦虑和冲突。就算你想办法让每个人都坐在一桌"完美"的美食前，但如果饭桌上充满了焦虑，那也没有帮助。在本章中，我们对于减少焦虑（你以及你孩子的焦虑）给出了一些建议；这是帮助孩子培养良好进食感觉的关键，也是帮助孩子进食适量的、种类丰富的食物的关键。

理解和解决你的焦虑

随着时间的推移，思维模式、情绪和行为会在大脑中形成神经通路。回想一下拓荒时代里在肮脏的路面前行的货车：随着货车在路面上一次又一次地来回行驶，泥巴地上形成了深深的凹槽或车辙，后来货车在这些车辙里就能够轻易地前进；但是要再形成一条新的路却需要费很大的力气——只要有一个车轮驶进了原来的车辙，整辆货车就会沿着车辙的路线前行。如果孩子在食物问题上总是感到焦虑，比如连续几个月或几年一吃东西就呕吐，那么这种消极联系就会在孩子的大脑中加强，于是孩子一吃饭就自然会想吐；孩子陷入了一个"车辙"中。如果你以前学做一件什么事情的时候，比如学游泳、打高尔夫，或者打字，一开始就用错了方法，那么你就会知道，要忘记原来那种错误的思维模式比一开始就学习正确的方法要难得多，因为你要对抗的是已经建立好的神经通路和肌肉记忆。

货车车轮的类比能够很好地解释孩子为什么会像被一个开关控制着一样突然呕吐或恐慌。举个例子，一个孩子正在谈论足球，这时候给她吃一种她几个月都没吃过的东西。吃了三四口，突然一种恐惧的表情出现在她脸上，刚刚谈足球时的状态完全消失了，甚至孩子还可能呕吐。父母想的是："你明明可以吃的，你刚刚就吃了！"但是父母们没有意识到的是，某种东西（鼓励、一碗满满的食物，或者舌根处熟悉的感觉）诱发了孩子的焦虑反应——货车轮都很容易回到原来熟悉的车辙里！

儿童创伤研究院的布鲁斯·佩里（Bruce Perry）认为，即使很小的诱因，也会导致"反应模式的全面爆发"（比如过度反应或者分裂）。新的神经通路的建立需要长时间的经验。但是好在孩子的大脑可塑性强，或者说容易改变，因此比起成年人来说，也更容易形成新的通路。

 练习

想象一下下述场景（孩子吃了四口就要吐了），采取中立的态度（一个妈妈说，就是做出一副愉快的"扑克脸"），尽量不要在孩子面前表现出苦恼或者沮丧的态度。

什么东西让你焦虑？

如果让父母在 1 到 10 之间选择一个数字给他们对孩子喂食问题的焦虑和压力打分，父母们通常会打 11 分。你也有你自己对于进食的神经通路——饭前充满恐惧，或者其他反应。你也容易陷入原来的"车辙"里面。孩子会从你的表现中感受到一些焦虑的信号。所以，减少你的焦虑能够让你帮助孩子建立新的神经通路。

在上一章中我们回顾了家长在营养问题上一些普遍的忧虑，接下来我们将探究更多产生压力和焦虑的来源。克拉丽莎·马丁（Clarissa Martin）与其同事在 2013 年的一篇文章《母亲的忧虑与问题解决》（*Maternal Stress and Problem-Solving*）中，解释了挑食孩子的妈妈是如何表现出更多的进食压力的。正是这些压力，阻碍了问题创造性地解决，并且带来更多的压力，导致孩子更加拒绝食物（看，这里又出现了忧虑循环！）。

问题思考：意识到自己对喂食问题的恐惧和情绪，是解决焦虑问题的开始。你以前可能说过挑食的人真"烦人"，发誓自己绝对不会养育一个挑食的孩子！想一想，下面这些事情分别会给你带来什么样的情绪？

- 其他人的评判（父母、朋友、家人或者医疗工作者）
- 孩子的成长或者营养问题
- 孩子因为饮食方式被嘲笑或者被孤立
- 孩子对食物的不适与焦虑
- 营养方面的问题

有没有一些你害怕或者感到焦虑的事情没有列举到？问一问你的配偶担心什么，这样你就会意识到双方的担忧，并且对对方更加感同身受。如果你和你的配偶在喂食问题上步调不一致，这本身就是压力的来源。

当父母出现分歧时

当父母在喂食问题上出现分歧或者争论时，他们就同时失去了另一半的支持，吃饭时也会有越来越多的冲突，这就让本来就棘手的问题更难对付了。同样，当父母双方的规则不一致时，混乱的信息也会让孩子的焦虑增加——他们不知道该遵守谁的规则。每天6点下班回家吃饭的一方通常无法理解另一方照顾孩子边吃饭边吃零食（以及其他东西）时的沮丧、困难和焦虑。最后，当孩子知道父母的意见不统一时，就会开始利用这一点。（想想一个十几岁的孩子向父母中更宽容的一方请求去听音乐会时的情景："老爸说了可以去！"）

我们观察发现，普遍来说，孩子的爸爸通常认为自己可以"解决"喂食问题，也更容易使用施压的方式。但是同时，我们也注意到爸爸对喂食问题的困扰比妈妈少，心态也更加放松。父母不同的养育风格，只要没有给孩子带来太大的不安，对孩子来说一般是有利的，尤其是父母双方认可对方的时候。反思你的养育风格，尝试配合你的另一半的养育风格，对你们之间的关系和孩子都有好处。不管你是否愿意承认，有时候你伴侣的方法确实比你的更健康。比如，如果父母有一方有饮食障碍，那么对孩子来说，最好从现在开始就跟着饮食习惯更好的一方一起进食。

问题思考：跟你的伴侣一起谈论你们小时候喜欢吃什么样的食物。你觉得你的父母养育你的方法有没有帮助你建立与食物的良好关系？他们有没有逼迫过你进食？思考你小时候的饮食经历对你现在塑造孩子进食行为的影响。

如果父母喂食的方法不一致，那么让一个人主导，另一个人支持（即使只是保持沉默），获得成功的可能性会更大。只要取得一点进展，父母双方就可以以这样的方式通力合作。

发现共同之处，相互理解

如果可以的话，和你的伴侣一起读这本书，或者分享书中的练习和问题思考的部分。两个人需要保持开放的心态交流。告诉对方马蒂吃早餐前没有哭闹，或她用马克杯喝了饮料，或她用面包蘸着豆汤吃，这样可以让别人看到你取得的进展，同时孩子主要的照料者也能获得支持。你们可以一起庆祝成功——但不要当着孩子的面！

有时候，了解抗拒的一方的动机也能够有所帮助。一位爸爸就说，他觉得每个人都应该吃妻子准备的食物，这是表达对妻子的尊重。而妻子告诉他，她最看重的其实是大家能够一起愉快地度过进餐的时间，不会为了吃了多少斤斤计较。这时候，爸爸才放松了他从小到大遵循的规矩。最后，爸爸和孩子向做饭的妈妈表示感谢（他们将饭菜一扫而光！）（感谢做饭的厨师是非常好的行为，不管这个人是妈妈、爸爸、孩子，还是当地小饭店里的厨师！）。

如果你的伴侣还是不相信，那么放弃老规则就很难了，尤其是还有医生或者其他人在催促，或者你的伴侣还没有放下他（或她）的忧虑。这时候，反思那些你们做过的无效行为。写日志是一个非常好的方法。（你开始写日志了吗？）

两个或三个家庭

如果在解决孩子喂食问题的过程中，两个甚至三个家庭参与进来了（比如父母离婚，奶奶照顾孩子），那么发生的矛盾可能会累积。如果关系很复杂，那么找一位大家都能信得过的家庭治疗师会大有帮助。关注孩子的健康，对症下药，能够帮助你找到解决问题的最佳方法。在两个或者多个家庭中尽量保持一个稳定的常规饮食，也能够从整体上减少焦虑。

别人的评判

被别人评判，尤其是被朋友、家人或者孩子的老师评判，对你来说就像在你心情低落时被踢了一脚一样。来自于医疗和治疗专家的评判更是让你感觉难受，因为你希望自己在他们眼里是一个好的客户，是一个好的家长。珍妮在工作中遇到过一对夫妇，他们费尽心思帮助自己的儿子多进食，看了 300 多张跟进食有关的 DVD，买了一屋子用来奖励孩子进食的玩具，结果孩子还是不肯用嘴吃任何东西，只能通过喂食管进食。喂食小组告诉他们，他们没有成功是因为他们给孩子喂食的时候把勺子举得太高了。但是这一方法之所以失败，更多是因为这位父亲的过度担心，觉得孩子不吃饭是自己的错，一定要让孩子进食最低标准的食物量。最后，他强迫孩子进食，导致孩子一天之内吐了好几次。

总是会有人评判你的。有时候别人给你一些建议、推荐一些书籍，或者给你支招，本意是想帮助你，但是还是会让你觉得是在评判你。这时候，你要不断提醒自己，其实每一位父母都会遇到这样的问题，即使是正在评判你的那一位也不例外。下面是一些让你能够坦然面对评判的方法：

- 从那些和你有同样经历的父母那里寻求支持。有一些私人的 Facebook 群可以相互交流，而且它们特别重视保护参与者隐私。

- 避免网上或者媒体上那些让你感觉不好的故事，暂时远离社交媒体，退出聊天群。

- 当好朋友给出一些他们认为有用的建议时，请他们只做你的倾听者。家长们常常跟我们说，那些单纯听他们倾诉，而不评判或者提供帮助的人，对他们非常重要。

你可以用下面的话来表达你的需要，比如你可以说：**"我知道你想帮助我，但是我真的需要有人听我说。"** 或者 **"我们真的什么都试过了。麻烦不要再发什么文章或者治疗方法的链接给我了。"**

喂食治疗的压力

进行预约治疗会让你觉得原本已经忙乱的生活更加失控了。研究表明，给孩子进行行为喂食治疗的父母为了让孩子进食，通常会采取各种策略，比如让孩子看电视、玩玩具或其他的奖励，或者强迫他们非得吃多少口才行。这样的做法一旦开始就没有回头的余地了。那些让孩子接受住院行为治疗的父母也表现出越来越严重的焦虑情绪，可能就是因为这些严格又耗时的治疗方案（Didehbani et al. 2011）。

一些父母称，他们放弃治疗，通常是因为治疗师指定的一些任务让他们觉得效果不佳、太难施行而且很耗时。除了发现治疗方案本身不合适之外，一些父母还经常感到（或者可能是别人跟他们这么说）自己做得还不够，尤其是当孩子在治疗期间进食技能取得了一些成果，但是在家进食却仍然十分困难的时候——这说明，你需要更多或者另外的方法（在第八章中我们会探究这个问题）。

另一方面，一些父母会说："就告诉我们到底该怎么做吧！""一个接一个任务"式的方式，或者"再来两口"的法则可能能够给你一种支配的感觉，从而减轻压力——这种模式一开始可能是有效的。无疑，我们承认这种放松是大家非常想要获得的。而我们STEPS+的方法并非这样，家长需要一段时间适应。我们很少清晰地说明你要完成某一任务的情况，而是强调孩子要重新学习和获得正常的饮食技能，并不限定达成这一目标的时间。慢慢地，随着你学会了如何做决定，并成为你孩子最大的支持者，你就会产生一种胜任感。这种胜任感会让你相信自己，相信你的孩子，并且相信这一过程终究会取得成功。

崩溃或者发脾气带来的焦虑

一位妈妈告诉我们她的儿子进食时会大发脾气，并且持续时间很长，所以妈妈只好依着孩子的脾气给他喂食。家长们尤其担心孩子发脾气导致出现呕吐的情况。但是，想要毫无阻力地做出改变是不现实的。如果孩子知道你为了避免他发脾气而退步，他就掌控了局面。如果孩子以此要挟你，你就得从书中、家庭治疗或者本地的家长教育工作者那里寻求帮助。STEPS+ 的方法会帮助孩子矫正不良的饮食行为，但是需要明白的是，你无法让孩子不发脾气。

缺乏控制力带来的焦虑

很多人在感觉自己没有控制力的时候，会感到无比的不安。如果你的孩子也同样渴望控制力，那么你们的问题就可能发展成一场史诗级的战争。有时候，结束这一场较量唯一的办法，是你们同时放下那根相互拉扯的绳子。这并不是意味着父母就转身不管了，而是说父母要接受自己对于孩子吃多少无法控制的现实。这说起来有些让人不安，但是结束这样的较量，从长远的角度来看对于孩子的进食会更好。正如一位作者所言："我们无法决定风向，但是我们可以调整风帆。"也就是说，你的焦虑也许永远都不可能消失，但是你的反应是可以控制的。尽量理解并减轻焦虑，同时建立饮食规律，养成全家一起进餐的习惯，培养相关技能——这些都是你能控制的。

减轻你的焦虑

当我们感到失去控制力，害怕失去控制力，或者想方设法想要控制那些无法控制的事情时，焦虑就随之产生了。与渴望控制力相对立的是信任。正如马丁·路德·金所说："信任就是在还没有看到全部楼梯时也会迈出第一步。"目前你可能还无法预见采取STEPS+方法的结果：那个时候，你和孩子都会期待家庭用餐的时间，每个人认真地进食，大家一起享受食物带来的快乐。请先搁置你的担心和忧虑，努力去相信，总有一天，这样的日子会到来的。

帮助孩子学习进食，就像照顾一株郁金香一样。这么想对你是有帮助的。你可以做的事情其实很多：准备种子、护根、施肥、再将球茎种植在有阳光的地方。然后，你能做的就是期待它开出最美的花朵。春天到了，郁金香开始发芽，你就除草、浇水。但是如果在花期未到时就挑开花苞，你就可能破坏甚至毁了这朵花。就像郁金香一样，孩子到了一定的时候自然会活跃地进食——在合适的环境以及你的支持之下。

试想，如果焦虑和压力如此频繁，怎么能培养你对这一方法的信任呢？

接受现在的现实情况

从无条件地接受孩子进食的种类和进食量开始，就像博主斯凯·范·岑登（2013）曾经写到的那样："后退一步，先满足孩子现在的饮食需求。如果在一桌子食物中她只肯吃饼干，那就让她吃饼干，任她吃个够。学会在饮食问题上信任孩子，需要你不断抛掉以前别人教给你的方法。"

试试下面这些做法，减轻焦虑，培养接受的心态：

- 不要再计算能量和每天的进食量（删除那个手机应用）。如果你收集的信息对你来说起不到什么作用，就停止吧。

- 如果你要给孩子称体重，尤其当你的孩子比较大的时候，尽量称得迅速而准确，可以在洗澡前后称。建议每周称一次。

- 如果孩子每天摄入的能量非常少，就要敢于质疑你的咨询师，或者找一个能够帮你考虑一段时间或者一周内孩子摄入量的新咨询师。

- 找到你自己的《宁静祷告词》①版本："让我接受我无法控制的事情（孩子带来的问题、孩子吃什么、吃多少、吃多长时间），让我有改变自己的勇气（建立饮食常规、说什么样的话、怎么做、怎么安排家庭饮食），让我有明白其中差别的智慧。"

- 当你的焦虑达到一定程度时，采取一些方法降低焦虑。你可以深呼吸，喝一杯草本茶休息一下，握住伴侣的手，不要喝咖啡，出去走一走，或者去见治疗师，学习放松技巧，或者跟着你最喜欢的音乐跳舞。不管做什么，能够帮助你减轻焦虑即可。

- 如果在餐桌上你觉得情绪要爆发了，尽量保持冷静，离开餐桌一小会儿（如果孩子一个人待着不会有危险，或者你的先生在场的话）。等你觉得自己情绪调整好了，再回来。

---

① 《宁静祷告词》为美国神学家雷因霍尔德·尼布尔（Reinhold Niebuhr）创作的祷告词，其中有名的句子有："上主，请赐我接纳我所无法改变的事物的宁静，改变我所能改变的事物的勇气，以及能知道区别的智慧……"

- 去孩子最喜欢的餐厅吃饭，让他点他想吃的东西，就算全都是薯条。记住你们唯一的目的就是开心地度过进餐时间，尽情地享受那样的美好时光。

- 抛开你的时间计划。如果你想你的孩子在 6 周之内达到"正常"进食的状态，那你大多会失败。

如果你担心孩子会营养不良，那么你根本不可能接受孩子现在的情况，以及管理好你的焦虑情绪。尽管我们在前面已经针对孩子营养的担忧问题提出了解决方案，但现在你最大的担忧可能是孩子的体重会下降，或者孩子需要喂食管，甚至担心孩子会饿垮——现在就让我们来解决这一担忧吧。

正视孩子体重可能下降的状况

对于很多家长来说，主要的问题就是担心孩子的体重下降。如果这一担忧得不到解决，必然会破坏家长对 STEPS+ 以及孩子的信任。正是担忧孩子体重下降，家长们才费尽心思想要孩子多吃两口。如果要家长们停止这样的做法，对他们来说似乎后果不堪设想。家长们需要接受的一点是，压力会降低孩子的食物摄入。孩子很可能在接下来的几天或者几周的时间里进食量都会减少。这也就是为什么我们建议家长们在通读完全书之后再开始施行这个方法。因为如果你没有完全理解这个方法的全过程，或者不知道该如何应付这些挑战的话，那么你的担忧就会促使你朝着熟悉的路（上文中所说的"车辙"）走，使你又陷入忧虑循环。

在我们放弃施压策略，进行心态转变时，我们发现，当孩子摄入量下降时，通常需要一段时间，甚至几周，父母的焦虑才会减少，而孩子的食欲也开始改善；他们学会感受身体发出的信号，饮食摄入量再次上升。只要按照正确的步骤来，让孩子每一顿正餐，或者每一顿小食至少有一种可以接受的食物，孩子的摄食量一般就会快速上升，至少就他能接受的食品而言。而许多孩子还会出现食欲增加的表现，几周之后体重保持稳定，甚至有所增加。

我们来看看 3 岁的阿玛丽的例子。阿玛丽在前一年里体重增加了 9 盎司（约 255 克）。她的妈妈一开始也对我们的方法表示怀疑，但是在她停止施压策略，采取另一种方法 3 天之后，她看到阿玛丽几周以来一直表现出的呕吐和恶心的现象也停止了。10 天后，这位妈妈发现孩子每一顿都吃得更多了，而且阿玛丽的焦虑问题也有明显好转。尽管那位妈妈还是很担心孩子的体重问题，但是她仍然坚持现在的方法。几周之后，她发现孩子的含食（将食物留在牙龈和脸颊之间）问题消失了。6 周之后，阿玛丽比前一年增加的体重还多，半年后，她的体重第一次达到了生长曲线图上的水平。

但并不是所有的孩子都是这样的情况。有一位家长说，他的儿子从小就对食物有严重的焦虑情绪，运用我们的方法两年多后，孩子在吃东西的时候的确变得更加开心、平静，也对食物更感兴趣，但是摄食量一直维持在相对较低的水平。在这一案例中，重要的是孩子在其他方面都在茁壮地成长，并且在学习根据身体的需要进食。

对于一些身体赢弱、极度焦虑、有复杂的饮食病史或者拒绝喂食管的孩子来说，还可能出现体重下降的情况；这时就需要一个更加谨慎而缓慢的过程。你可能需要使用一段时间的补充剂或者能量添加剂，包括让他进食比平常更多的安全食物，与孩子的健康护理团队密切联系。我们一直建议让健康和营养专家跟踪评估孩子摄食量下降的问题，以及孩子的总体状况。

即使在没有压力的情况下，有少部分孩子也吃得不多。在我们的经验里，这通常意味着出现了其他的问题，比如还没有发现或者没有完全解决的医学问题、焦虑、父母和孩子之间的关系紧张，或者孩子身体能量和营养的储备能力很糟糕，无法忍受一点点摄入量的减少。这时，用喂食管是最好的方法，因为它不会给孩子带来压力，同时还能支持孩子的营养摄入。一位妈妈在邮件中写道："在我的想象里，最坏的情况就是用喂食管了，没有什么能够比到这一步更糟糕了。"（喂食管还能帮助那些将食物吸入肺里，或者有代谢疾病的孩子进食。对于有代谢疾病的孩子来说，即使是摄入一点点特定食物，或者饮食稍微失衡，都可能导致脑损伤或者死亡。）

一些临床医生不当地将喂食管（鼻胃管）从孩子的鼻子穿到胃部。这些喂食管固定在孩子的脸颊上，让孩子非常不舒服，只会加重孩子厌食。这样的方法只能用于特定的、短期（一到两周）的情况。如果孩子摄入困难的问题是长期性的，那么可以使用通过腹壁直达胃部的管子（胃造瘘管、胃导管，或者扣状胃造瘘管）。你可能觉得使用喂食管的方法比较激烈，需要不惜一切代价避免到这一步。其实这主要是因为临床医生总是用喂食管威胁父母，夸大喂食管的负面作用，不当地误导父母，迫使家长们让孩子进食。

但是使用喂食管并不意味着就是一种失败。相反地，它能够让孩子学习根据自己的节奏进食，也让担心孩子食物摄入的家长们能稍微松口气。一位爸爸就说："当我知道还有喂食管这样一种选择，而这种方法也没那么恐怖时，我觉得压力小了很多。"我们接触的使用喂食管的家长中，没有一位家长为这个决定后悔。当孩子准备好了的时候，就可以移除喂食管。对一小部分孩子来说，这可能需要好几年。苏珊娜·埃文斯·莫里斯在一份私人通信中解释说："将使用喂食管作为一种选择或者备用方法，能够帮助孩子和家庭建立与食物和进餐之间积极的关系，让孩子在能够用口进食的时候更加开心。"更多关于喂食管的信息，请见本书相关网站 http://www.newharbinger.com/31106 的"资料"页面。

理解和减轻孩子的焦虑

　　有极度挑食的孩子可能会感到焦虑、沮丧和无助，父母得小心翼翼才能保持孩子的平静。在 2012 年的一项研究中，法罗和库尔萨德注意到，"感觉敏感（比如会注意到很微妙的感觉、对于外界改变容易产生消极的反应）可能预示着孩子焦虑很严重，这会给他的饮食带来更大的消极影响"。在饮食问题上，感觉敏感、焦虑和"更大的消极影响"似乎是环环相扣的。但是，有些孩子不知道怎样用语言来表达他们的感受。以下这些迹象能够帮助你判断孩子在进食问题上是否焦虑：

- 发脾气或者哭闹

- 一见到食物就恶心

- 不愿意走近餐桌

- 拒绝坐好（坐着的时候向后靠或四处转身）

- 心不在焉，或者不理不睬，看上去"目光呆滞"或者"开小差"

- 脸色发红或苍白

- 乱摇、乱拍

- 太多话或者根本不说话

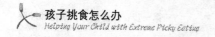

- 在餐桌上举止不文明，没礼貌

这些迹象能够帮助你判断是什么原因导致孩子的焦虑。观察孩子是否出现这些（或者其他）现象，寻找给孩子带来焦虑的原因。

让孩子知道你不是逼她吃东西

减轻孩子焦虑的最佳办法是首先消除你自己的焦虑，这样你就不会再给孩子施压了。但仅仅这样还不够。一位客户说，他们的女儿对于新的食物似乎有兴趣，但是会一直问他们："你们会逼我吃这个吗？"一年半以前，一位喂食治疗师不停地给孩子施压，在孩子哭闹的时候还逼她进食。治疗师告诉孩子的妈妈，在家也要这样监督孩子进食。她试过几次后，觉得非常苦恼，最终停止了这样的做法。过了 18 个月，小女孩都不相信父母不再逼她吃东西了。作为父母，要意识到过去给孩子施加的压力，才能更好地帮助孩子克服焦虑。站在孩子的角度，问问孩子的感受，倾听孩子的想法，并且向孩子承诺不会再逼她进食；要说到做到。你可以用下面这些话跟孩子沟通："你为什么这么说？""你害怕我逼你吃吗？""你可以告诉我你想说什么吗？""在我们家，没有人必须吃（碰、玩或尝）他不想吃的东西。"或者"我们以前要求你吃东西，把食物

放到你的盘子里，但是我们再也不会这样要求你了。"

就算你没有强迫过孩子吃东西，但是如果你定下了进食规则，或者规定孩子只有在吃完才能离开座位，她也不相信你不会再逼她吃东西。明确地告诉孩子你不会再逼她吃、尝或者舔任何吃的东西是第一步，但是真正起作用的是要说到做到，就算孩子一直吃饼干，你也要让她能够自己决定吃多少、吃什么。

让孩子知道一定有他能吃的东西

孩子是不是总是不停地问你晚上吃什么？他在去朋友生日聚会的路上是不是总是一心想着菜单会是什么样子？对于有极度挑食障碍的孩子来说，想知道要吃什么非常自然：他需要确定一定有他能吃的东西。

孩子可能有过在约会或者聚会上感觉饿了，却没有他能接受的安全食物的经历。朋友的父母可能还会劝孩子吃东西，给孩子带来额外的压力，让他们对自己不吃东西或者不融入集体感到更加焦虑。每次珍妮带着她的小儿子去参加社交聚会，他儿子都会问她去了要不要吃东西，要吃什么东西。有些孩子甚至会要求不去这些家庭聚会或者公共集会，摆脱这些压力。作为父母，应该理解并且尽量缓解孩子在这方面的焦虑。跟孩子说下面这些话可能会有帮助：

- "我们会找到你能吃的东西的。"

- "我相信你肯定能找到一些能吃的东西。我之前打电话问过，他们会有蛋糕、冰激凌和比萨。"

- "我们会带一些薯条和沙拉去参加聚会的。你可以吃薯条，再看看他们那边有什么吃的。"

- "聚会结束之后我们回家再吃一顿，所以如果你什么都不想吃，也没关系。"

- "苏西的妈妈会做椒盐脆饼干的。"

在第七章我们会具体讲到如何在外面成功地给孩子安排食物，但是现在，你只要明白，让孩子知道他不会饿着能够缓解他的焦虑。如果你不知道带孩子出去会有些什么吃的，你也可以在出门之前让孩子先吃一点东西。我们的目的是，在参加聚会的时候，尽情地享受聚会的欢乐——有时候孩子在外面也可能会尝试新的食物，给你带来不小的惊喜！

告诉孩子，就算她不吃东西你也不会对她失望

孩子可能觉得，每一次吃饭的时候她都让你很失望，这样的想法会给孩子带来严重的焦虑。对于孩子来说，在一件父母都希望她能做好的事情上，她失败了。（如果孩子不是一心想要取悦你们的话，可能就不会有这么深的失败感了。）一句谚语说得好："成功孕育成功。"这个道理换个角度也成立——失败孕育失败。如果每次吃东西的时候，孩子看到的都是父母失望的神色，她可能会觉得她做什么都不能让父母满意，于是索性放弃每一次尝试了。孩子尝试吃新的东西需要勇气，父母应该给孩子加油打气，减少孩子的失败感。当父母接受了孩子现在的情况，就会放下对孩子进食的期望，认真地享受与孩子在一起的快乐时光，慢慢地，孩子就会好好饮食。

当孩子在饮食问题上取得一些进步时，尽量不要夸奖孩子。这乍听起来可能有点让人不解。但是，今天夸奖她就意味着，如果她明天没有勇气去尝试新的食物，你就会对她失望了。夸奖其实是另一种形式的压力。孩子根据自己身体的内部需求，而不是外界的影响来进食是最好的。那些习惯了被表扬的孩子通常一开始就会向家长要求表扬。但是，你还是可以给孩子一些正面的反应。比如，你可以跟孩子说：**"哇，你吃了胡萝卜呀！我真高兴你吃得这么开心！"**或者**"我也喜欢吃胡萝卜！我们可以再做做这个吃。"**

下面这些建议能够帮助你，让孩子感受到你对她的信任和对她能力的认可：

可行的做法：

- 给孩子分配小任务：让孩子帮忙洗菜、往面酱里撒盐、搅拌食物、设定计时器、摆放餐具等，年龄稍大的孩子还可以帮忙点蜡烛。

- 享受和孩子在一起的时间。尽量不要去关注他吃了什么东西，吃了多少。

- 让孩子有机会接触新的口味和食物。卡特娅有一次无意中听到一位爸爸和他的小女儿在杂货铺买东西的时候说："但是你又不喜欢草莓，又不喜欢蓝莓。"就这样，爸爸加强了孩子"不喜欢"一种东西的感受，而不给孩子买这些东西又让孩子失去了接触不同食物的机会。

不可行的做法：

- 给孩子贴上挑食的标签。

- 降低期望值。"这些你都不会喜欢的，那你就吃面包吧。"即使孩子只吃面包，也不要对他失去信心。说不定今晚他就决定试试新的东西。

- 在孩子面前谈论他的饮食表现。小心地留意孩子的饮食，注意不要让孩子听到你和配偶、医生或者保姆谈论孩子进食的问题。孩子总是在我们没有意识到的时候认真地听我们讲话（但是如果是我们叫他们打扫房间，他们却统统当成耳旁风）。

- 接她放学后的第一件事就是检查她的饭盒或者问她中午吃了什么。父母应该让孩子感到她中午吃了什么并不是最重要的事情。

- 在餐桌上批评其他人选择的食物。**"不能侮辱我觉得好吃的食物"**是我们听到的良言。这是全家人都必须遵守的一点。妈妈也不能说爸爸选的食物"难吃"。

现在，你的孩子在饮食问题上还不相信自己能够做好，所以父母应该用行动支持她，告诉她并且向她展示，你相信当她准备好的时候，一定能够学会进食各种食物。

如果孩子需要帮助解决焦虑

如果你担心孩子需要你的帮助解决焦虑，将焦虑与进食问题分开处理是最好的办法。有研究支持我的说法。如果孩子害怕蜘蛛，那么让孩子一边看着或者触摸一只蜘蛛，一边做放松练习或者生物反馈可能会有帮助。但是我们发现，当这一方法用到对食物焦虑的孩子身上时，常常适得其反。这种用孩子不喜欢或者对她来说有挑战的食物来进行"暴露"或"淹没"治疗的方法，往往只会让挑食孩子的问题更加严重：这些孩子甚至会在治疗大楼外面的停车场上直接呕吐或哭闹。

所以，父母最好找一位专门治疗儿童焦虑的治疗师，去学习如何帮助孩子进行焦虑管理，或者选择一些特定的减轻焦虑的办法，比如心智觉知法，而不是一味地关注孩子的进食问题。此外，游戏疗法也可能会非常有用。（如我们先前讨论过的，极度挑食通常与广泛性焦虑症和强迫性观念与行为特征有关系。）

减少冲突

如果进餐环境像一个战场，那不仅阻碍了孩子进食问题的解决，同时也破坏了父母与孩子之间的关系。父母首先要理解为什么有一些喂食策略会带来冲突，这样才能避免采取这样的策略。以下的方法可能会带来冲突：

- 依靠外部压力让孩子进食，如看电视、玩玩具这样的奖励，或者惩罚他、忽视他这样的威胁。

- 不按照生长发育曲线的标准来帮助孩子学习进食。

- 没有让孩子觉得喜欢的食物。

- 掩盖孩子身体内部的调节信号，让孩子的进食量比实际需要的更多或者偏少。

从采取外部激励的方法（如施压、奖励、表扬或者制订规则等）逐步转换成引导孩子听从自身内部需求（记住，这种需求能力是与生俱来的），可能听起来有点让人气馁，尤其是你长期以来都被教导"只有你才能让孩子吃饭"。我们知道很多采取了喂食治疗方案的家庭在较短的时间内让孩子增加了进食量，但是最终，孩子对奖励和表扬都失去了兴趣（如果孩子一开始有过兴趣的话），而父母对这一过程也感到筋疲力尽了，结果就是，情况变得更加糟糕。

获得内部动机——有魔力的"我要……"——能够消除冲突。当孩子出于内部动机进食，你不用强迫她，她就主动想要吃东西了。孩子其实是想进食的，只是目前对她们来说，食欲被埋得很深。让孩子自己决定吃不吃以及吃多少，意味着孩子可以轻松地选择，并且不断地跟从自己的内部需求去了解、尝试，最终进食更多的食物。

明白你的角色，坚持做好

支持孩子感知内部需求的关键——消除冲突，减少焦虑——就是清楚地知道你自己和孩子的角色。喂食专家、作家、营养学家和家庭治疗师埃琳·萨特（1986）提出了喂食过程中的"喂食职责分工"概念，通过这一概念，你就能够明确你和孩子各自的角色。近来对喂食方式的研究，尤其是"回应式喂食"的研究，也越来越支持这一应用了将近 30 年的喂食指导原则。2011 年，《营养教育与行为杂志》甚至还编辑了一个"回应式喂食"专栏。简单地说，"喂食职责分工"的内容如下：

你的任务：决定什么时候、在哪里给孩子吃什么东西（只要有孩子能吃的东西）。

孩子的任务：决定吃不吃，以及吃多少。

这听起来很简单，但是做起来并不容易，尤其在刚开始的时候。当你感觉你和孩子陷入了冲突，退一步问自己："我的任务是什么？我是不是让孩子在做我该做的事情？我是不是在做他该做的事情？"卡特娅的小女儿 3 岁的时候，有一次幼儿园的校车来接她，她突然因为零食不好（梨、多谷物饼干、奶油芝士）而情绪崩溃，在大庭广众之下哭闹着要汉堡包。这让卡特娅不禁思考："有什么关系呢？我可以做一个汉堡给她呀。那样不就没事了吗？"卡特娅反思了一下为什么情况不对，最后意识到：①这些零食都是她平时爱吃的；②女儿在做卡特娅该做的事情——决定给孩子吃什么；③她们之间出现了责任冲突。"梨和饼干是当零食吃的，"卡特娅说，"很抱歉你不失望。我们很快就能吃到汉堡包了。"之后，孩子继续发了一会儿脾气，但是很快就在公园享受着准备好的零食，愉快地玩耍。

练习

看看你是否能够判断父母和孩子的角色哪里出现了混淆。（假设只提供给孩子一种他能够接受的安全食物。）

1. 蒂姆吃饭时去拿饼干吃。

2. 尽管妈妈已经加了蓝莓，索菲亚还是哭闹着要吃草莓思慕雪。妈妈倒掉了原来的饮料，重新开始做一份。索菲亚又说要一边喝思慕雪一边看电视，接着又不肯喝饮料，要吃法式吐司。

3. 爸爸坚持，除非凯文把盘子里的食物每种都吃一口，否则就不能吃甜品。

答案： 1.蒂姆做了大人该做的事，自己决定自己吃什么。2.妈妈允许索菲亚做妈妈该做的事情，即决定给孩子吃什么和在哪里吃。3.爸爸做了凯文该做的事情，在决定孩子吃不吃以及吃多少，并且给孩子施加了压力。

遗憾的是，即使是专家们，也经常错误地理解和应用"喂食职责分工"的原则。这不是"孩子要么只吃青豆和米饭，要么什么都不吃"。当你给他们准备的食物中至少有一种孩子会吃得安全食物，孩子就可以从中选择。

父母跟孩子之间的谈判常常模糊"喂食职责分工"的界限。如果孩子觉得他们说些话或者发脾气就能够得到他们想要的——而实际上并非如此——这种不确定性会增加孩子的焦虑。拒绝跟孩子协商并不残忍，反而能够减少焦虑。你可以跟孩子说：**"我非常爱你，所以我们没有商量的余地。"**

帮助孩子进入新的角色

对于一个较小的孩子或者不会说话的孩子，父母要做出必要的改变，在需要的时刻才向孩子解释。如果孩子再大一点，那么父母可以告诉他们为什么这样做会不一样，会有哪些不一样。这会让孩子感到被尊重，更有安全感，也让孩子知道接下来会发生什么。当你跟孩子沟通的时候，要重视你们之间的联系——当你跟孩子讨论这个做法没有用时，要跟他建立像合作伙伴一样的关系。你可以问她不喜欢吃什么，你可以承认你之前尝试的那些方法并没有帮助，如果有必要的话，你也可以为之前的一些做法向孩子道歉。你可以使用下面的话：

> "我们是个擅长解决问题的家庭，我们能一起解决这个问题。"
> "我想我们都厌倦了冲突。我们现在要换一种方式来解决问题了。我们可能需要一些时间来习惯新的方法，但是我们一定都希望拥有更好的进餐时光。"
> "不用再吐到碗里，你一定很高兴，但是当我们要求你在饭前饭后不能吃苹果酱时，你一定不开心。没关系，我们知道，先吃饭，过一会儿再吃零食，对身体有好处。"

让孩子知道你在主动改变，也会照顾她的做法，这会让孩子更安心。承认你并不完美，也可能无法一下子做好所有的事情，也没有什么问题。

让孩子远离其他人的压力

对孩子来说，其他人带来的压力是压力的重要来源。我们描述的这种喂食方法并不是大多数美国人都习惯的方法。所以，想办法让孩子不受到朋友、老师、护理人员或者其他人的评论对孩子来说很有帮助。孩子的爷爷奶奶们大多数在食物比较匮乏的年代长大，所以当孩子不肯进食时，他们尤其觉得恼怒，如果孩子们再对他们的生长经历表示怀疑，他们通常会更加生气。

"进餐人质"的博主斯凯·范·岑登就曾经在社交媒体上分享过她在一次社区野餐会上是如何应对其他人对孩子的评论："我给孩子挡掉了好几次针对他的问题。比如'你们不吃这个吗？''你们不吃完吗？''你们不试试这个吗？'我的反应就是直接跟我的孩子们说：'你们吃饱了吗？'他们就回答：'吃饱了。'就这样，那些来自四面八方的问题就都没了。"

你可能以前请过保姆或者育儿师来监督孩子的进食。要跟她们说改变方法可能有些尴尬。你可以这样说：**"我知道我以前跟你说过要萨米吃完主餐才能吃甜品。我们非常感谢你认真地监督她，但是我们后来知道，这种做法可能会让情况变得更糟。"**

如果有一些人经常跟孩子一起吃饭，你可以私下跟他们解释你在孩子进食问题上采取的方法（或者给他们一页网上资源栏的"概要：帮助孩子解决挑食问题"），告诉他们要**"按照你的方法来"**。
要知道重要的不是他们要做什么，而是他们不要给孩子压力。如果
他们没注意又跟孩子说"再来最后一口"，你可以跟他们说，**"我
们的规则可不是这样的，曼尼可以不吃他不想吃的任何东西"**，或
者"没关系，他不需要全部吃完，他自己知道什么时候吃饱了"，
又或者**"我们家不实行最后一口的规则"**。一般来说这么回答就已
经够了。或者，你也可以像斯凯·范·岑登那样，简单地问孩子**"你
吃饱了吗？"**，让孩子的回答击退其他人带来的压力。

上面的这些对话也可以用于陌生人或者服务员。如果有人跟你
说，在孩子吃完主食之前不要给他吃甜品，你可以这样回应他：**"我
们今天表现得很好，现在可以吃甜品啦。"**当孩子听到你在其他人
面前为他辩护，他就能强烈地感受到你对他的信任，才有底气为自
己辩护。有一位客户就说她非常吃惊，她女儿有一次坚定地拒绝一
个朋友的妈妈让她吃的东西，并且很自信地说："谢谢，我不吃了。
我妈妈说过，我可以不吃任何我不想吃的东西。"

让孩子远离学校、托儿所或保姆的压力

珍妮的一个客户曾经分享过一个案例。孩子的学校有一个规定，
就是孩子中午必须吃完"主食"，否则就没有休息时间。这种做法

极大地增加了这位客户孩子的焦虑，导致孩子进食越来越少。（我们听说因为这样的规定，孩子会要求父母给他们少带一些食物。）尽管孩子的爸爸跟学校的校长沟通过，喂食小组也给学校发过提醒让学校不要这样给孩子施加压力，但是学校并没有做出什么改变，或者允许有例外。在这种情况下，家长能做的就只有给孩子转学了。

一位妈妈发现她上学前班的女儿几乎每天回家都换了一身衣服，因为她吃饭的时候呕吐把自己的衣服弄脏了。于是这位妈妈跟幼儿园的老师说不要强迫孩子把午餐都吃完。后来，小女孩开始每天都穿着自己的衣服回家了，孩子的进食情况也开始慢慢好转。如果你怀疑孩子的进食问题可能出在家之外的地方，而孩子又不能或者不会跟你说，你可以现场观察或者请校方记录下孩子进餐的情况。

相反地，在托儿所或者在保姆的护理下，孩子的进食情况通常会越来越好。这可能会让家长觉得伤心，但是这也是一个鼓舞人心的现象，至少这意味着孩子存在感官、口腔运动或者其他生理学问题的可能性非常小。孩子通常会把他们最好的一面或者是最坏的一面留给父母，所以有时候，不那么担心孩子，或者没有在孩子身上倾注心血的人，反而避免了冲突。

要让孩子在大人面前坚持他们自己在进食问题上的想法并不容易。可以试试使用便当盒卡片，也许会有所帮助（在 http://www.newharbinger.com/31106 上可以找到打印版本的卡片）：

亲爱的＿＿＿＿＿＿＿

　　请不要要求＿＿＿＿＿进食更多或者其他她不想吃的食物。
请让她按照自己的意愿进食我给她打包的食物，不管她按什
么顺序、吃多少甚至不吃，或者只吃甜品，都没有关系。如
果您有任何问题或者考虑，请拨打我的电话：＿＿＿＿＿＿＿。

谢谢！

（你的名字）

不让孩子受到营养及健康教育的影响

　　随着大家越来越关注儿童和体重的问题，孩子可能会从学校、
托儿所以及一些宗教机构听到一些权威人物关于食物的说法，比如
孩子的午餐菜单上可能印着"享受食物，浅尝即可"。这样的标语
会让所有的孩子都感到不解，尤其对于那些本来就吃得少的孩子。
有报道就称，学校里只注重能量和体重的营养教育会诱发孩子的进
食障碍。而当孩子因为学校餐厅的员工在其他小朋友面前说某种食
物不健康，从而拒绝进食以前还能接受的食物时，父母们都感到无
计可施。所以，或许父母可以考虑事先跟孩子的老师或者校长进行

沟通，要求学校不要称孩子的体重。美国的一些州，在学校进行身体质量指数的测量是必需的，这时你可能需要书面申请免除这一测量。父母也可以询问孩子的营养课程内容，如果发现课程的重点放在将食物按"好坏"分类，或者过分注重能量和脂肪量时，可以直接跟校方提出这样的说法对你的孩子是不恰当的。

如果你发现或者听到孩子接触了令她困惑的食物信息，你可以直接告诉孩子正确的观点。比如，如果孩子的牙科保健员在她们班上说果汁、加糖的谷物，甚至包括水果（这其中就可能有孩子能接受的安全食物）是不健康的，你可以跟孩子这样说："是的，如果你吃这些东西又不刷牙，那对你的牙齿肯定是不好的。否则的话就没关系。"或者"蛋糕不是不好的食物，蛋糕很好吃啊。有很多很好吃的东西，这一点你们老师说得不对。"记住，我们认为，不能告诉孩子有什么东西是不能吃的或者是"不好的食物"。你可以注意看看孩子学前班或者托儿所里发的书籍，是不是上面有很多关于食物"好坏"的内容。如果是的话，你可以向学校提出意见，并且要求他们换掉这些书本。

最后，你可以给孩子的老师一份"如何跟孩子谈食物"的材料（在线获取网址：http://www.newharbinger.com/31106），这份材料能够教老师如何跟孩子谈论食物，强调进食的快乐和平衡，而不是增加孩子的焦虑。

　　我们没有办法让孩子远离所有的外界压力（尤其是当你生活在一种并不支持内在调节饮食观念的文化里时），也很难一下子停止孩子的能量摄入，屏蔽所有对孩子饮食的愚昧评论，或者去正面反抗一个关心孩子但是又给孩子很大压力的老师。但是，在家饮食是最关键的，所以第一点，也是最重要的一点就是，严格遵守"喂食职责分工"的原则。坚持做好你自己该做的事情（给孩子吃什么、在哪里吃以及什么时候喂食），并且让孩子做好他该做的事情（吃不吃、吃多少），这样你们就能远离冲突、焦虑以及压力了。随着时间的推移，这一章中所提到的"喂食职责分工"的原则和饮食方法，以及后面四章中提出的步骤将会成为你们新的日常习惯，你们在餐桌上也会慢慢地找回快乐和平和。当你回过头来再看那一条由自己、孩子以及家里人走过，但正在慢慢消失的"车辙"时，就会备感欣慰。

第五章

第二步：
培养有规律的日常饮食习惯

在上一章中，我们知道了压力和焦虑是如何减低孩子食欲的。给孩子施压是一种明显适得其反的喂食策略，还有其他的一些喂食策略，也会破坏孩子的食欲。比如，玛丽为了让女儿放学之后能放松一下，允许她一边看电视一边吃冰激凌，所以等到一小时后吃晚饭时，丽莎的肚子就已经饱饱的了。另一位妈妈克拉丽丝，在与儿子亚力克斯分别一整天之后，太想要和孩子共度"幸福的时光"了，就让孩子尽情地吃，不管他吃什么，吃多少。结果除了看电视和睡觉时间之外，亚力克斯其他时间吃得越来越少。这两位妈妈都是采用了效果适得其反的喂食方法，而之所以如此，主要是因为她们没有建立有规律的日常饮食习惯。

141

每个人都有自己的日常生活习惯，我们可能根据时间，也可能根据身体的惯性遵循这些习惯。想象一下，你总是把钥匙放在同一个地方，所以你每天早上出门时都能很快地拿到钥匙。但是有一天晚上有人借了你的车，把钥匙放在其他地方了。你在找钥匙时会不会变得很焦躁？日常习惯能够减少你的焦虑，让你平稳地度过每一天。对于喂食来说，有规律的三餐和零食时间是一种稳定的力量——"脚手架"——能够支撑其他方法获得成功。

这一章节将会帮助你建立和改善你的日常喂食习惯。让孩子过渡到有规律的饮食，可能是你帮助孩子感受食欲，培养良好进食习惯要做的最重要的事情。最近一项研究发现，建立有规律的日常饮食还有三个重要的好处："提高家长的喂食效果，起到行为监督的作用，以及使家庭关系更加亲密。"所以，有规律的日常饮食习惯不但能够帮助孩子更好地进食，还能帮助父母更加高效地喂食，让家庭成员之间的联系更加紧密。习惯真的很重要！

理解食欲

食欲是非常复杂的一个问题，简而言之，它是指食物对一个人的吸引力有多大，或者说我们有多想吃这个东西。饥饿是产生食欲的原因之一，但是单纯由于饥饿而进食只是一种生理需要（这一点也很复杂）。食欲同时还受到其他因素的影响，包括生理性的（如激素、大脑分泌的化学物质、胃部感受器）、情绪性的（如就喜欢吃外婆的苹果派），以及经验性的（如曾经有过被呛到这样不愉快的进食经历）。食欲还会受到食物的外形、气味、你的心情、你上次多久前吃过、你是不是在节食（或者以前是否有过节食）以及你的性格等这些因素的影响。

　　如果桌上的食物非常吸引人，那么孩子可以做到同时出于饥饿和食欲而进食，并且能控制口中的食物，最终形成健康的自我调节和不断改善的饮食摄入习惯。

 练习

　　如果你平时总是有规律地进食，试试将午饭推迟两个小时会怎么样。你会不会感到焦虑又疲惫？再试试比平时提前吃午饭，看看你在不饿的情况下进食是什么感觉？当你观察孩子进食的时候，你注意的要点是什么，是进食时间，还是孩子的表现？

你的进餐日常习惯（或者这一日常习惯的缺乏）是如何影响你一天的身体机能和感受的？或者说，你在食物和食欲上的性情是怎样的？你是早餐吃得特别多，还是就算不吃早餐，直接吃午饭也没有关系？我们（卡特娅和珍妮）的丈夫都可以一整天不吃东西，但是我们俩必须规律地进餐——否则我们就会变得非常暴躁，还会头疼！如果你不吃饭感觉还很好，那么你肯定很难理解为什么上幼儿园的孩子一到下午 3 点左右就饿得不行，这时候，你可能就很难决定要先给孩子吃饭还是吃零食。我们有时候会用"进餐时机"，而不是"正餐和零食"，来描述给孩子进食的时间。我们在很多地方见过这一表述，它强调的是正餐和零食都是让孩子感知食欲、探索食物的时机，对你来说，也是思考和观察孩子的进食行为和食欲之间关系的时机。

性格合不来是一个棘手的问题，但是知道有些人（也许你的孩子就是）一饿心情就非常不好，还是能让你对他们多一点理解，并且重视进餐时机。另一方面，如果你非常享受并且沉浸在进食的快乐中，而孩子却无法理解或分享你的这种快乐，你也会感到非常困惑，甚至觉得受伤。你可能要停止和你的孩子一起做曲奇或者开心地吃寿司这样的幻想了。因为不能一起做这些事情而感到忧伤是很正常的，但你也可以找找其他你们都喜欢和能够一起分享的事情做。

练习

　　吃饱的时候去逛街，然后很饿的时候再去逛街。你有没有发现这两次吸引你的东西、你买的东西以及你买东西的量有什么不同？这种现象会不会让你联想到孩子的进食情况？

无序削弱食欲

　　如果孩子没有建立日常喂食习惯，一天到晚都在吸吮或者咀嚼东西，他的胃里就会一直都有一些小食、牛奶或者小安素①。这种情况会妨碍孩子形成饥饿感，导致孩子无法感受到饥饿，或者无法发现当他吃东西的时候胃里的饥饿感会消失。

　　家长们可能会反映说："我的孩子从来不会觉得饿。"或者"她根本就不关心吃什么。"尽管食物对于有些孩子的诱惑力并没有那么大，或者他们有医学方面或者肠胃的问题（回流、便秘、疼痛、肠胃问题等），会影响或妨碍孩子的食欲，但是几乎所有的孩子都

---

① 小安素：雅培生产的一款全营养幼儿配方粉，专门为挑食、偏食的幼儿及儿童提供全面均衡的营养。——译者注

能够意识到饥饿。即使在大多数我们见过的被认为生长迟缓，或者需要用喂食管、有着复杂病史的孩子身上也成立。如果有规律地给孩子吃正餐和零食，孩子就有机会产生食欲（也许对孩子来说是第一次），吃饱的可能性也更大。

无序饮食的孩子最典型的一点就是每次都进食少量的食物来减弱饥饿感，这跟一次性吃饱是完全不同的。如果孩子的胃感受到舒适的饱腹感，那么胃部一种特殊的神经牵张感受器就会受到刺激，降低大脑和身体的饥饿信号。如果总是用零食代替正餐，那就意味着孩子几乎一直在消化少量的食物，这样孩子可能永远都无法感受胃部舒适的牵张力。另一方面，一些孩子因为常年用零食代替正餐，或者使用喂食管，他们的胃部感受能力会更弱，或者在增加孩子进食量的时候，会导致孩子不舒服甚至呕吐。如果时间过去很久，孩子的食欲还是增加得非常缓慢，父母也无需觉得惊讶。在讨论中，我们希望家长时刻记住一点，孩子的食欲、进食量以及饱腹量是有个体差异的，而且每一顿饭孩子的表现也可能不一样。

良好的日常饮食习惯

如果你看过电视节目《超级保姆》（*Super nanny*）或者《保

姆 911》(*Nanny 911*)，你就会发现，一开始他们都会设定一个日程表。不管是一个孩子还是一群孩子，建立日常习惯都是这一小时的真人秀节目里孩子出现奇迹般转变的基础。当然，在我们的现实生活中，这样的奇迹不可能在一个小时内发生，但是建立日常习惯确实能够帮助孩子规范饮食行为，降低焦虑，增加食欲。

好习惯改善孩子的行为

我们都看到过或者亲身经历过孩子在大庭广众之下情绪崩溃，或者气冲冲地摔门离去的场景。孩子在状态不好的情况下，比如疲劳、无聊、燥热、过度兴奋或情绪低落，通常都会失去控制；有些孩子还很难接受改变。饥饿或者低血糖也会让孩子感觉状态"不佳"。但是如果孩子无法感受到他身体的饥饿信号，或者不知道怎么表达他的饥饿感，你就可能会觉得他只是行为举止表现不好。日常进食能够补充脂肪、蛋白质和碳水化合物（最后还不止这些），使孩子的血糖水平保持稳定，还能够让孩子注意力更加集中，精力更加旺盛，在学校表现得更好。好的习惯还能促进孩子的睡眠；有时候仅仅多半个小时的睡眠就能够改善孩子的行为，让孩子安静下来。

好习惯能降低焦虑，提高食欲

一般来说，孩子在有规律的日常饮食习惯的情况下表现得最好——孩子甚至会渴望建立饮食习惯——因为每个人天生都希望保持一种稳定感。许多有感官或焦虑问题的孩子的家长都知道，有规律的日常饮食能够帮助孩子解决暴食和情绪问题。当孩子知道他们能够得到什么时，他们就能更好地理解别人对他们的期待。有规律的日常饮食习惯和能够预知的正餐时间能够满足孩子对于稳定感的需要，增强父母与孩子之间的情感联系。在正餐时间，孩子可能会跟你谈论他今天做了什么，或者明天要做什么。孩子也不需要担心什么时候、在哪里吃饭，需要遵守什么规矩，这样，他的全部注意力就能放在观察、探索和进食他不熟悉的食物上。所以，让孩子免除这些担忧能够促进孩子的食欲。

如果无序饮食扰乱了孩子的食欲，那么她对餐桌上的食物就会丧失兴趣。有一句话说得好："饥饿是最好的厨师（或者'调味品'）。"如果孩子来到餐桌旁的时候有点饿了，那么食物就显得更加诱人。而如果两次进餐时间隔得太久，也会强化无序饮食，降低孩子的食欲。孩子特别想吃东西的劲头过了，她的进餐渴望可能也就没有了，或者很难再被她感觉到。你有没有注意过，有时候如果你在饿的时候没有吃东西，过一会儿你会觉得很不自在，或者觉得头痛，但就是不会再感到饥饿。

好习惯能大事化小

养育挑食的孩子就像爬山永远登不到顶一样。当你以为你快要到顶的时候，一个新的喂食问题又冒出来了，比如孩子突然病了，在学校过得很不开心，或者没有睡够，这时候你会觉得你又失败了。但是如果建立了有规律的日常饮食习惯，那么这一路的磕磕绊绊就不足以成为拦路虎了。孩子会明白，他很快就会有另一个进餐机会，不管什么原因，晚上这一顿没有吃好不会影响其他时间的进餐，对你和他来说都不会是世界末日。你可以照常让孩子按时睡觉，并且知道他明天早上会比平时吃得更多。而且，如果孩子在学校过得不好，心里想着回家就能够吃到零食或者晚餐，也能帮助孩子平复心情。

向有规律的日常饮食习惯转变

这一部分探究的是转变和建立有规律的正餐和零食时间的策略。孩子的个性和适应力决定她需要什么样的帮助。与这些策略同时进行的是促进建立常规的活动，让孩子做好准备。如果现在孩子进食正餐或者零食的时间是随意的，那么你应该在一个周末，或者孩子的状态比平时更加平静的时候，开始培养习惯。就像如厕训练或者让孩子换到大床上一样，刚开始总是需要更多的时间，这样如果事情的进展不是那么顺利，也给你和孩子都留有转圜的余地。

平等地看待正餐和零食

家长们经常将"正餐"和"零食"区别对待，认为正餐和零食吃的东西和吃的方式是不一样的：零食通常是在孩子饿的时候用来让孩子挨到正餐时间的一些食物。但是，传统的零食时间（在孩子放学之后）可能就是孩子最饿的时候，给孩子充足和丰富的食物才是最理想的状态。并且，如果进餐时间父母和孩子总是有冲突，那么"正餐"也可能会诱发孩子的焦虑。把每天4~5次的正餐和零食都当成进餐时机，能够打开改变的大门。

问题思考：在旅行过程中，写下"早餐""零食""午餐""零食"和"晚餐"，根据家庭的日程安排确定合适的开始时间和结束时间。每天这些时间有没有发生变化？
有哪些活动或者情况让你们没有办法按照这个时间表来进
食？（对于时间控制的问题，在本章后面部分"日常饮食
习惯的灵活性"中会有更详细的讨论。）

培养日常饮食习惯

一些研究表明，一个新习惯的形成一般需要两周的时间。如果
比较忙，那么可能要好几周才能形成，而且原有的习惯还是会保持
活跃。尽可能地简化：你现在需要上门送餐服务吗？你的孩子是否
需要参加两种运动？我们认识的一位妈妈就限定她的三个孩子每人
一次只能参加一项课外活动，她把家庭进餐时间当成最重要的事
情——至少和孩子学乐器一样重要。学习饮食是一项终身的技能，
值得这样的重视。要明白万事开头难，刚开始总是会有很多困难。
即使你觉得这样的习惯很严厉，你也要明白，这是成功的关键。后
文中将要讨论的"灵活性"，也是相对于整体一致的框架而言的。
可以通过以下方法来建立日常饮食：

- 利用孩子一天中的休息时间建立有规律的零食时间：
  比如午睡之后、放学之后，或者去练空手道之前。

- 利用家庭日历 APP，或者在墙上、桌上放一份大日历，
  来记录每天的活动和菜单。这样能够避免类似"晚上
  吃什么"的扰乱日常饮食习惯的问题（在第七章中我
  们会给出规划正餐的建议）。

- 准备一个菜单和日常饮食的白板，让孩子装饰白板；
  可以做成像餐馆里漂亮的菜单那样。你可以轻松地擦
  除或者调整白板上的内容。

- 对于较小的孩子，给他们安排 2~3 小时的进食间隔；
  对于上幼儿园和更大一点的孩子，给他们安排 3~4 小
  时的进食间隔。

- 在忙碌的时候，可以创造性地安排时间。卡特娅曾经
  在接女儿放学的路上，让她坐在停止的车里进食。因
  为如果一边开车一边让女儿吃东西，小姑娘的注意力
  会被分散，很难吃饱，而如果要等到回家再吃东西，
  时间又隔得太久。这种时候，你可以找一个停车的地
  方，停下来让孩子进食，或者直接带孩子去餐馆吃，
  而不需要利用在车上的时间让孩子进食。

- 买一个隔热袋或者冰袋给孩子装零食，能够保持食物新鲜。

- 如果孩子能按时吃药、补充剂或者维生素，也能够帮助他们建立按时进餐的习惯。你可以将进食时间和这些时间安排在一起。

将干扰降到最低

如果孩子的食欲较低,那么各种形式的干扰通常更能吸引孩子。你可以通过以下方法来把干扰降到最低: 改变座位安排(这样的话,一点点的干扰就不会转移挑食孩子的注意力) ,在进餐的时候将宠物带走,将小玩具和阅读材料放到另外的房间。在第八章中,我们会讨论如何让家庭远离这些干扰。

如何转变

如果你的孩子敏感、焦虑，或者非常活跃，希望什么事情都按照他的想法来，或者想要获得掌控力，那么他可能会非常反感这种转变。如果他年龄比较大，你可以直接跟他沟通如何建立新的日常饮食习惯，让他知道**"我们希望我们的进餐时光更加快乐一点，所**

以现在要做一点稍微不一样的事情。我们都要上桌吃饭，我们也会告诉你什么时候开饭。"玛丽的孩子正和一位治疗师一起治疗焦虑问题，她发现，在转变阶段寻求某些特别的帮助能够支持日常饮食习惯的建立，极大地提高孩子的食欲。你可以跟孩子说，"五分钟后，我们要收起玩具吃东西了（将玩具拿开，叫他洗手）"或者"你有五分钟的时间洗手，铺好纸巾和餐具"。

你可能会发现，舒缓的音乐能够让孩子更好地进餐。对于有感觉统合问题的孩子，喂食治疗师苏珊娜·埃文斯·莫里斯建议在进餐时给他们放双脑同步音乐——即声音模式能够同步促进双侧脑波的音乐。她写道："不管是大人还是孩子，听到包含双脑同步音乐的录音都能降低他们的焦虑，让他们更愿意尝试新的东西。"在她的论文《用户指南：学习和减压双脑同步》（*User's Guide:Hemi-Sync for Learning and Stress Reduction*）中，莫里斯推荐了能够增强注意力和让人放松的音乐。

如果你的孩子很难持续专注地参与活动，或者睡醒之后就直接要吃东西，他就需要让自己的身体知道什么时候可以吃东西。你可以在餐前为孩子计划一些高参与度的活动，比如蹦弹簧床或挠痒痒，赶走孩子体内的"摇摆小精灵"，这样他就不会注意到餐桌上的食物了。

让孩子适当的参与到做饭或者准备餐具的过程中，能够让孩子忙碌起来，认为自己有胜任力，是家庭的一分子和重要的角色——这些都能帮助孩子解决进食的问题！你可以跟孩子说："**我需要你帮忙洗土豆，你洗得特别好！**"参与到食物准备过程中的孩子一般会更容易尝试这种食物。一般来说，告诉孩子他做得好，比严厉地提醒孩子更加有效。但是需要提醒家长们的是，不要在孩子吃了什么和吃了多少的问题上表扬孩子。你可以这样说："**你真棒，放下了玩具。**"或者"**你自己找到围裙穿上了，表现真好！**"

如果孩子需要更多的时间，需要经常提醒，那就配合他。放点打扫卫生的歌曲能够帮助孩子建立习惯，而在墙上贴一张图表能够提醒视觉型的学习者下一步该做什么。你可以将孩子要完成的任务的图片打印出来，制成日程板，在完成任务后孩子可将魔法贴移动到"完成"的位置上，他们也能够获得一种成就感。如果让大一点的孩子参与制作这样的日程板，他们会觉得自己更成熟、更加被尊重。比如，让他们自己决定晚饭前还是晚饭后做家务；一些懂电脑的孩子可能会觉得电子日历的效果比父母每天提醒要好得多。

当你回想你的计划为什么会失败时，你可能会发现，孩子有时会纠缠不休，让你都不能把甜薯条拿出烤箱。这时你拿一点让人食欲减退的椒盐饼干给他吃，让他不再缠着你，并不是恰当的做法（注意这一点与本章后文中将要讨论的"帮我渡过难关"的内容是不一样的）。下面是一些在你做饭时可以转移孩子注意力的方法：

- 在你准备食物时，让孩子在中央厨房或者餐桌上写作业：这样他们不懂的就可以问你，也能陪着你。

- 给他们布置一些任务——摆餐具、给狗狗喂食，或者清空洗碗机。珍妮的儿子就知道爸妈什么时候回家，妈妈什么时候开始做晚饭，以及他们什么时候会从洗碗机里拿出碗来。如果孩子还小，可以让他们帮忙将杯子归类、铺餐巾、摆勺子等。

- 学步阶段的孩子可以玩抽屉或者储物柜上的特百惠杯子或者罐子。

- 装一小罐干燕麦或者大米，让孩子舀取或称着玩。

- 当你做饭的时候，放一盒子的玩具、画具、游戏机或者活动书籍给孩子玩。

- 有把握的话，使用倒计时放映（如果家庭条件允许）——在晚餐前 15 分钟让孩子玩游戏或者看动画片。

刚开始时，转变习惯需要很多时间和努力，但是随着时间慢慢过去，每个人都会慢慢地习惯，这时你就会发现，冲突、抱怨和不确定越来越少，你先前的付出是完全值得的！

日常饮食习惯的灵活性

一些家长不屑于建立有规律的日常饮食习惯，尤其是那些性格比较懒散，或者自己少吃一顿也没关系的家长。但是，有规律的日常饮食习惯本身也有一定的灵活性，而且不管什么方法，都必须对你的家庭有效，而不是起反作用。如果你有一般的进食时间框架，并且时刻有"进餐时机"的意识，那么你就不会对定时定点的问题那么纠结了。你也可以在不同的情况下施行不同的习惯，比如周末睡懒觉时的习惯，有球赛或者加班时的习惯，像假期一样肯定会有变化的习惯，你最小的孩子不午休的习惯，等等。

一般来说，给幼儿园以及更小孩子的喂食间隔时间是 2~3 个小时，而给再大一点的孩子喂食的间隔时间是 3~4 个小时。孩子睡午觉的时候，你没有必要特意叫他起来吃东西。如果早餐和午餐的时间本来就比较短，那也不用在这中间给孩子再准备一餐小食。记住大致的进餐时间范围就可以了。在开始阶段，家长应该尽可能地保持有规律的日常饮食，当孩子逐渐习惯了这一规律时，你们就可以适当地灵活把握了（对于逐渐撤除喂食管的孩子，应该让孩子的营养师帮忙制订能使孩子的食欲和营养最优化的饮食计划）。下面一些建议可以让日常饮食习惯更加灵活：

- 如果孩子从学校或者幼儿园回来非常饿，可以立马让孩子吃"晚饭"，并且要给孩子提供营养均衡的食物。2~4 个小时之后，可以再为孩子安排一次进餐——这时候，父母中工作晚归的一方可以和孩子一起进餐。

- 让晚餐或者零食时间提前半个小时。不要告诉孩子你把时间提前了，也不要跟他们说你为什么要这样做。直接做就行。

- 如果参加一个有很多食物的自助餐聚会，恰好不在孩子常规的正餐或者零食时间，那么你就要做选择了。如果你刚刚才开始尝试 STEPS+ 的方法，希望可以坚持既定的饮食规律，那么你可以选择放弃参加这次聚会，或者策划一次在进餐时间举行的聚会。或者，你也可以认为，偶然一次虽然可能会破坏孩子的食欲，但是并没有太大的关系。也许下一次孩子该进餐的时候吃得没那么多，但是既然有了饮食常规，就意味着几个小时之后他又会有进餐机会了。

- 在一些特别的日子，就不用去管日常饮食习惯了，比如和爷爷奶奶在一起的周末，或者学校野餐的日子，以及宗教典礼过后的聚餐。

有时候，孩子真的很饿了，但是晚餐还没有准备好，或者你下班回家很晚还没来得及做，又或者孩子在哪里吃了一些东西，打乱了正常的进餐节奏。如果你不想或者无法调整进餐的时间，可以先给孩子吃一点点"扛饿食物"。"扛饿食物"与你给孩子准备的零食不同，它不是为了让孩子吃饱，而是让他能够不那么饿地等到正餐时间。"扛饿食物"可以是冷冻青豆、切成小块的黄瓜、一点点饼干或者少量的孩子能接受的安全食物。如果正餐拖延的时间很久，那么孩子可能更加容易接受扛饿食物，这时你可以考虑让孩子尝试一种新的食物。让孩子在任何地方进食扛饿食物都没有关系，不必局限在平时吃饭的餐桌旁（比如在儿童桌椅或者咖啡台上）。下面是让孩子吃扛饿食物时可以使用的一些话语：

> **"你想吃冷冻青豆还是胡萝卜，或者自己去挑点什么先填下肚子？"**
> **"先吃一点扛饿食物垫垫肚子——晚饭再好好吃饱。"**
> **"自己去拿一小碗饼干吃，晚饭很快就好了。"**
> **"先吃点葡萄，然后过来帮忙布置餐桌。"**

注： "等等，"你可能会想，"不是应该由我来决定给孩子吃

什么吗？”在适当的时候，如果孩子有能力做决定，你也可以让他来决定正餐和零食吃什么。（这一点在第七章中将有更多的讨论。）

当孩子不肯遵守饮食习惯时

孩子一般都会抗拒发生的任何改变（有些孩子的抗拒心理比其他孩子更大），他们会挑战你，考验你是不是会坚持做出这样的改变。他们想试试你的底线在哪里，所以他们可能不会乖乖地坐在餐桌上，可能不肯吃任何东西，或者坐着乱动。这时候，你要清楚地记住自己的目的，跟孩子说：**"我们吃晚饭的时候都要坐在一起。我知道我们以前没有经常这样，但是今晚开始我们就要一直遵守这一惯例了。"** 或者说：**"我们希望在吃晚餐的时候你能陪着我们，在我们旁边坐一会儿，跟我们说说你今天过得怎么样。如果你不想吃东西，你可以不吃。"**

如果孩子坚决不肯坐到桌子旁，那么父母应该想想，是不是孩子还感到焦虑：你是不是批评过他在餐桌上的行为；是不是预先在孩子的餐盘里装满了食物；是不是孩子一吃东西你就表扬他，不吃就不表扬；或者你是不是坚持要让孩子喝思慕雪。孩子会排斥给他压力的进餐环境。一些家长聪明地使用厨房计时器，成功地让孩子坐到餐桌上来。家长们可以跟孩子说：**"你可以不吃东西，但是我**

们希望你能陪陪我们。要不这样，我们定时 5 分钟，时间到了，
你可以继续坐在这里，也可以安静地离开，自己去玩，我们继续吃。"
当孩子跟你们一起坐在餐桌上时，营造一个愉快的氛围，为孩子留
一个专属的座位，避免给孩子带来压力，而且 5 分钟之后，如果孩
子想要离开，就让他离开。我们观察到，如果餐桌上的气氛很愉悦，
那么很快孩子就会很愿意待在餐桌上，甚至开始吃东西。但在最开
始的时候，限定时间能够缓解孩子的焦虑。

如果孩子什么都不吃

之前，如果孩子在餐桌上什么都不肯吃，那么你可能会同意让
他去拿他最喜欢吃的东西，这样他好歹吃了点东西。但是在你帮他
建立日常饮食习惯时——既然没有进餐时机的压力限制，而且包含
了孩子愿意接受的至少一种安全食物——你就不能让孩子再起身去
拿他想吃的了。孩子可能一两顿进餐量很少（如果还愿意进餐的
话）；他其实是在考验你，看你会不会心软，然后允许他吃他想吃
的东西。这种情况下，父母要做好接受孩子挑战的准备。

为了让你保持清醒，促使孩子接受新的饮食习惯，你可以一开
始给孩子吃两种他能吃的东西，当他习惯了新习惯之后，再减为一
种食物。不要对每一顿饭都充满担忧，只要注意观察一天或者一周
过去之后的情况。如果孩子连续好几餐什么都不肯吃，而你给他吃

的东西也是他会接受的，那么你就需要联系孩子的健康护理小组，寻求他们的帮助。

如果孩子在正餐时间不肯进食，家长可以尝试上文提到的方法。但是如果孩子不肯吃东西，正餐过去一会儿却又跑回来要他最喜欢吃的食物吃，这时家长就应该平静地提醒他们新的饮食习惯。你可以跟孩子说：**"午餐已经结束了，等一下很快就可以吃零食。现在我们先玩个游戏。"** 或者说：**"很抱歉宝贝，晚饭已经结束了，我现在去洗澡，你自己挑一本书看吧。"**

如果孩子习惯想吃东西就吃，而他又知道你担心他，会纵容他，这就最难改变了。接受一个新的饮食习惯通常需要几天到一周的时间，但是如果你能坚持，孩子就会明白，隔2~4小时（这个时间就取决于孩子的年龄了）他就有机会吃到东西，而且至少有一种他能吃的东西。这样一来，他就不会那么抗拒，也不会总是想要挑战你的极限。日常饮食习惯就是你的安全网。

如果你预料到孩子会拒绝进餐，那么你可以早点准备晚餐，中间留出时间让孩子在睡前再吃点零食。埃琳·萨特将其称为"援助零食"，这是很形象的称呼。如果孩子在睡前有机会吃点东西，那么父母对于孩子晚餐吃得少也不会有太大的担忧，更不会允许他在晚餐的时候选择餐桌以外的食物。

如果喂食过程气氛非常紧张，孩子又非常焦虑，可以试试用一种睡前零食，比如小糖果或者甜食（见第七章）来缓和气氛。如果进餐时间对一个家庭来说压力很大，珍妮建议父母在讲睡前故事的时候，在床边的豆袋椅旁放一杯麦片，让孩子可以安心地享用。一位爸爸分享到："早在科尔宾学习自己进食并对事物不那么害怕时，我们就这样做了。这样的方法让他对食物有了期待，并且学会了享受食物。"

如果孩子坐不住

一些孩子在进餐时喜欢闲逛或者玩耍。以前可能有人鼓励你说只要孩子"能多吃点东西进去"，可以让他们这样做，但是像其他的干扰一样，这会降低食物的摄入。许多妈妈都有同样烦恼的问题："孩子离开桌子，说他吃完了。但是当我一收走他的餐盘，他就大喊大叫，坐回来，玩弄着那些食物，但就是不吃。"

这时候，家长可以给孩子一个警告：**"如果下次你再离开餐桌，那就是说你已经吃完了，我必须收掉你的盘子。"** 下一次，当他再走开的时候，就收掉他的盘子。如果他又想回来，平和地告诉他，你刚刚警告过他。通常这么做几次，孩子就能理解你给他设定的新规定。如果有些时候你没有坚持住，又把餐盘还给孩子了，也不是多么严重的问题，只不过孩子可能会感到困惑，并且在下一次出现这种情况时，他可能更加不会退让。如果孩子因此而不肯吃东西，记得还有前面提到的睡前零食。

如果你觉得孩子坐不住是因为烦躁不安，或者他需要多动一动，可以在进餐之前为孩子准备一些体育活动——跳舞、蹦床、玩 Wii 游戏等。另外，还要确保孩子的座椅有一个稳固的垫脚物，因为如果孩子晃着双脚，也会干扰孩子进食。感觉寻求者可能很难好好坐着。珍妮工作中遇到一个小男孩，他在餐桌上吃饭时要一边站着，一边用脚趾点地弹跳，才能安心地进餐。你可以在他的座位上放一个充气沙发，让孩子坐得更舒服，促使他专注于进餐。

> **问题思考：**如果你觉得现在的状态让你很恼怒，或者将你拉入了一场权力较量，那么在做出下一步行动之前先暂停一下。想一想孩子有没有不停地打破限制，或者孩子掌握了你决定给他吃什么的权力？想一想孩子的行为是他感知现实的结果，还是他出于预测未来的需要？在他向新的饮食方式转变的过程中，你能不能够适应他的需求，就像那位陪她儿子一起开心地站着吃饭的妈妈一样？

坐不住对孩子来说很普遍，尤其是孩子刚刚开始学习感受食欲时。家长要相信自己的直觉。一位妈妈分享了她的例子。她的孩子4岁，经常把零食当成正餐，从来不主动说要吃东西。每次晚餐的时候，他会开心地吃一点点东西，然后说他吃好了。这位妈妈也没有逼迫孩子一定要再吃一些，而是允许他在旁边安静地玩耍，等爸爸妈妈吃完饭。在他们建立日常饮食习惯的过程中，孩子会偶尔跑回来，再吃一些东西。这位妈妈不知道孩子这样做行不行，但是她发现这样能够帮助孩子感受自己身体饥饿和饱腹的信号，因为孩子在正餐时间也开始吃得越来越多。而且重要的一点是，在这个过程中，每个人都越来越快乐，压力也越来越小。

一些专家可能说过，不要让孩子吃完之后再回到餐桌上，他只是在闹脾气。这一建议对许多家庭来说是有用的，也是我们经常会给我们客户的建议。但是，如果你的孩子没有捣乱，而且你允许他在旁边玩也不是为了哄他多吃两口，那么你就可以让孩子观察你的作法，学习根据自己身体的感觉来进餐。这通常是孩子坐下吃完整顿饭之前的过渡阶段，尤其是如果之前的进餐时间充满压力的话。你需要学会分辨这个过程和冲突之间的差异。

如果孩子吃饭闹腾

一般来说，采用 STEPS+ 的方法一段时间后，孩子的进餐行为通常会有所改善，但是——就像孩子在生活中的其他变化一样——

孩子的表现也可能后退，变得很闹腾。孩子的性格和脾气很大程度上影响了他的行为。如果孩子坐立不安，家长们应该想想，如果自己当时不在吃饭，看到孩子这样做会怎么办。选择最适合你的方法。如果在你们家给孩子设定倒计时的方法管用，那么在进餐时也可以这样。如果给孩子警告或者"比赛"最管用，那么就用这些办法。如果你觉得不知道该怎么帮助孩子来处理他的一些激烈的情绪和行为，那就试试寻求其他人的帮助。你如果觉得孩子需要离开餐桌一会儿，让进餐状态恢复一下，可以像下面这样跟孩子说：

> "我们希望中午能够有一个快乐的进餐时间，但是你一直尖叫（踢腿、丢食物，等等），这样让我们觉得不舒服。你可以先回房间，等你觉得你能好好表现了再回来。"
>
> "我们先去你房间暂停一下，等你能好好跟我们吃饭了再出来。"
>
> "当你能好好跟我们一起吃饭时，我们会张开怀抱欢迎你。"
>
> （来自作家、家庭治疗师道恩·弗里德曼的博客"建立家庭咨询"）

　　如果孩子没有再回餐桌吃饭，那么家长要记住，在收桌后的 10
分钟内坚决不给孩子吃任何东西，因为这关系到饮食习惯的建立。

　　对于大多数孩子来说，当他们发现自己不再是进餐时的焦点之
后，会感到更轻松，吃得更好。但是也有一些孩子，会因为自己不
再受到关注（即使是对于他们消极表现的关注）而感到失落。当你
不再围着孩子竭尽全力一口一口地喂他吃饭时，他可能就会在其他
的方面表现得不规矩，或者越做越差，比如在如厕训练中或者在晚
上睡觉时。如果孩子一直被当作是一个"挑食"的孩子，那么她会
想，如果她不挑食了会被当成什么样的孩子。如果父母意识到孩子
出现这样的情况，就要帮助孩子解决这个问题。父母可以跟孩子在
餐前或者餐后一起猜谜语、画画，或者看动画片，做开心的事情，
让孩子在食物问题之外找到存在感。

必须遵守饮食习惯

　　如果你能够一直坚持为了建立饮食习惯而做出的这些改变，
并且确保在餐桌上的其他人（比如家里的兄弟姐妹或者爷爷奶奶）
都知道你要这样做，那么慢慢地，孩子就会意识到，他也必须遵
守这些规矩。这并不意味着你就成了一名严格的军事教练，相反，
你向孩子坚定、简洁而冷静地传达了你们要做的事情和相应的时
间。这能够帮助孩子适应规律，因为他们通常在知道预期结果之

后会表现得更好。在经过大约一周没有压力的进餐过后，情况通常会开始稳定下来。如果进餐时间充满亲人之间的情感联系和彼此的尊重，那么即使是再不习惯家庭聚餐的孩子，最终也会开始期待和大家一起吃饭。他们可能一开始会因为要一起吃饭发脾气，或者抱怨说家庭聚餐很"无聊"，但是千万别因为他们这样说就放弃这个方法！

当有规律的饮食习惯并不是真的有规律

4 岁的南森进食的食物不超过 10 种，在行为和感觉治疗中，也已经有一年的时间表现不佳了，并且他在生长曲线图上的结果只达到第一个百分位。他的妈妈伊莉斯觉得她给孩子建立了一个有规律的日常饮食习惯——她和南森确实有自己每天的进餐节奏。但是，当她写下他们每天进餐开始和结束的时间时，问题就出现了：

6:30—7:00 a.m. 　喝牛奶——南森很喜欢这一段和爸爸
　　　　　　　　妈妈还有小妹妹一起偎在床上喝牛奶
　　　　　　　　的时间，小妹妹也会和他一起和牛奶。

8:00—9:15 a.m. 　在餐桌上吃早餐

10:00—11:30 a.m. 吃零食（边吃饼干边四处走动）

12:00—1:30 p.m.　午餐

3:00—4:00 p.m.　吃零食（边吃饼干边玩）

5:00—6:45 p.m.　晚餐

你发现了吗？为了想让南森多吃点东西进去，他们花了太长的时间（一天 6 个小时）在餐桌或者吃东西上，进餐时机之间的间隔也不超过一小时。一天下来，绝大多数时候孩子的胃里都有东西，所以孩子很难有机会感觉到饥饿。到最后，这样的规律慢慢演变成了把零食当正餐。这种模式非常普遍，但是也有很大的改善空间。从早上给孩子喝奶开始，很多家庭依靠补充剂或者牛奶给孩子增加营养，所以经常会在孩子还在被子里时就给孩子喝一杯牛奶。家长们说，当孩子长大一点之后，一旦让孩子早上不喝牛奶，孩子的进食量就会显著下降，这让他们苦恼不已。想要逐步停止孩子早上喝牛奶的习惯，又不降低孩子的食欲，可以试试下面的建议：

- 继续让孩子在床上赖一会儿，但是将喝牛奶的时间调整到有规律的正餐时间。跟孩子说："妈妈也很喜欢早上和你一起赖床，但是既然你已经 4 岁了，那么我们就一边赖床一边看故事书，早餐的时候再喝牛奶。"

- 利用自然的机会改变，比如换一个新的托儿所，或者
让孩子上幼儿园。跟孩子说："今年暑假过完你就要
去上一年级了，从现在开始我们有一年级学生的样子，
吃早餐的时候再喝牛奶。早上的时候我们一起读故事
书吧。"

许多家庭会欣喜地看到，只要几天的时间，孩子就会习惯新的
饮食规律：他们还是喜欢在床上赖一会儿，但是可以不用喝牛奶！
这样既有利于促进孩子的食欲，又让孩子摆脱了睡醒喝牛奶这一饮
食习惯。并且，这个过程是逐步开展的，而没有要求孩子一下子就
做到。

这些变化把南森和他的家人又拉回到了正确的解决方法上。另
一个增加孩子食欲的建议是设定一个恰当的进餐或者吃零食的时间
限制。在理想情况下，一次进餐结束到另一次进餐开始之间，需要
至少两个小时的间隔时间。南森的妈妈开始缩短进餐的时间，也不
给孩子进餐压力，这样过了一些天后，南森吃的早餐比以往的进餐
量更多了，甚至还第一次跟父母说："我饿了！"

一般来说，对于正餐的进食时间，我们认为最多是30~40分钟，
对于零食，最多是20~30分钟。有时候，结束进餐时孩子会很焦虑。
这时候，可以让孩子去期待另一件事。当你要限制进餐时间时，你

可以跟孩子说："5 分钟之后我们要玩乐高（或者画画、听音乐）。"或者"10 分钟之后我们就睡觉啦——你的新故事书在等着你呢！"

飘忽不定的食欲

感受食欲是一项不断发展的技能。如果孩子这一技能相对落后，她就需要花时间弄清楚她是不是饿、饥饿的感觉到底是什么样。但是她可能永远都没有机会搞清楚这些，或者她会受到其他一些感觉的干扰，比如一直存在或者以前有过的食物反流带来的疼痛感。一开始，食欲的信号可能是飘忽不定的，而且这时候只要有一点点的压力，食欲就会烟消云散。父母们在思考怎么样让孩子进食有规律，怎么样限制孩子吃饭的时间时，经常会问道："如果他真的说他饿了，但是还没有到进餐时间，那我该怎么办？我简直无法想象他要吃东西的时候我却不给他吃。"

斯凯·范·岑登在她的博客"进餐人质"中，分享了她的方法。她的孩子 TJ 有食物焦虑症和挑食问题，一天早上，在杂货店里，孩子说要吃草莓果泥干（这可是他第一次主动尝试一种食物）。斯凯平静地打开包装，递给了他。他尝了一口，说他喜欢吃！尽管当时也不是进餐的时间，但是孩子说他想吃（说明这是孩子身体内部的动机），而且孩子就是单纯地想吃——这位妈妈并没有觉得孩子

171

是想打乱正常的进餐时间。另外，**TJ** 以前是一个很容易因沮丧而彻底丧失食欲的孩子。一般来说，斯凯都会坚持他们的饮食习惯，而这样做也很有帮助，但是她觉得这次她做出了正确的选择。父母怎么做，最终还是要根据父母自己的直觉，以及父母对孩子的了解来决定。现在你可能还不能完全放心地相信自己的直觉，没有关系，STEPS+ 的方法会教你怎样观察孩子的反应，让你能够自信地预测孩子的需求，并且积极地回应孩子。

保持始终如一又有一定灵活性的饮食规律，把正餐和零食看成同样重要的进餐时机，进餐时不给孩子压力，这样做能够给你、孩子以及家庭带来你们所需要的饮食习惯和稳定性。有了日常饮食习惯，你就能更好地帮助孩子缓解焦虑，增强食欲。你也能促使孩子进食更多的食物，同时你也有更多的灵活性，能够充满关爱地回应他们，满足你对孩子本能的养育需求。（你的需求也很重要！）

在下一章中我们将讨论第三步——家庭进餐。你将会学习何时开始以及如何将餐桌变成一个受全家人欢迎的地方——即使是对于食欲最飘忽不定的孩子。

第六章

第三步：
享受愉快的家庭进餐时光

一些研究发现，家庭进餐（包括早餐、午餐和晚餐）的好坏能够影响一个人的成功与否，好的家庭进餐能够给家庭成员提供更多种类的营养让他们保持稳定的体重，并降低产生进食障碍的风险。家庭进餐时间是一段传递家族故事、传统和文化的时间，是全家人撇开工作、家庭作业或者其他干扰因素，开心地享受相互陪伴的时光。家庭进餐时间是每个家庭成员可依靠的"港湾"。

将家庭进餐的重要性置于首位是很难的，因为孩子放学后有课后活动，家长们要加班，需要时间逛街，或者家长们不知道怎么快速地准备营养均衡又美味可口的餐食。根据2013年的一项统计，只有大约一半的美国家庭会常常坐在一起进餐。在一项研究中，

40% 的父母让上学的孩子单独吃饭。我们推测，对于有挑食孩子的家庭，这一比例可能会更高。如果大家觉得不在一起吃饭更开心，父母就会放弃家庭进餐的机会。

我们经常听到的一个说法是，晚餐是最棘手的一餐，因为通常要准备一些复杂的食物，而你还得辅导家庭作业、干杂活，以及伺候孩子入睡。但是晚餐也可以从你一天中最累的时光，转变成你一天中最开心的时光。非洲有一句谚语："音乐换了，舞蹈也随之而变。"这一章就是关于如何更换音乐。如果进餐时间变得充满温情和欢乐，那么所有的努力都是值得的。在这一章你会学到许多如何营造温馨的家庭进餐时光的建议：该说些什么话，怎样树立榜样，从哪里、怎么准备食物，等等。

家庭进餐是什么？

家长们都是带着对家庭进餐的成见坐上餐桌的，他们中很多人从小就没有和父母一起进餐，所以也不知道家庭进餐的快乐。一位父亲就说，在他小时候，家里吃晚餐的气氛是很低沉的，而他希望他和孩子相处时能够多一些快乐，所以他不喜欢和孩子在一张桌子上吃饭。

问题思考：回想一下你自己小的时候，家庭进餐是什么样子的？在你的这些回忆里，有多少是关于食物本身的？想象一下，你和孩子一起吃的最理想的一顿饭应该是什么样子？

家庭进餐最基本的定义是指家庭成员（有一位或几位对孩子充满关爱的家长）和孩子坐在一起，分享同样的食物，而不受到其他干扰。"家庭进餐"包括早餐、午餐、晚餐和零食时间。当孩子在吃零食时，你端一杯咖啡或者茶坐在她旁边，这时零食时间就成了家庭进餐时间。在理想的情况下，尤其是在较早期的阶段，尽量让在家里的每一次进餐时机都变成家庭进餐时间——成为父母与孩子之间相互联系、父母在饮食问题上为孩子树立榜样的机会。在餐桌上，你而不是桌子上的食物，才是最重要的角色。研究表明，帮助小孩子学习进食好食物重要的一点就是，让孩子经常观察他们最信任的大人。家长们也不需要跟孩子谈判或者强迫孩子最少一定要吃多少，而是愉快地享受家庭进餐的时间。一位妈妈说："现在吃晚饭前我再也不会感到焦虑了！"当你坐在餐桌旁，你的任务就是营造一个愉快的进餐氛围，以及：

- 树立榜样。教孩子说"请……""谢谢！""不用，谢谢"。

- 尽情地享受你喜欢吃的食物。对于所有的食物，给出积极的或者中性的评价。记住一句话，不要说"我觉得好吃的东西难吃"，也不要假装喜欢某种食物。不要说"难吃"或者"恶心"，你只要说"谢谢，我不吃"就可以。

- 不要在进餐时间讨论有压力的话题或者发生争论。

- 指出孩子的行为问题。让孩子改掉坏毛病或者张口嚼东西这样的坏习惯。

- 享受欢乐的进餐时光。不要固执地一味让孩子多吃一点。

在以前，孩子都是进餐时的焦点，但是现在必须要让他们成为参与者。一位曾经挑食的父亲在为解决女儿挑食问题寻求帮助时，这样讲述他自己以前的经历："我不知道家庭进餐哪里发生了变化。那时候我 10 岁，我的父母已经放弃逼我吃东西了，不唠叨，也不讨好我，也不会讨论我的进餐问题。我每天吃的还是那几样没有意思的食物，但是我的父母吃的是中餐。我现在还记得中餐闻起来的味道和我当时心里的想法，那比我的看起来好吃多了。所以我就尝试了中餐，感到挺喜欢，那个暑假结束的时候，我进食的量已经是以前的 10 倍了。"

这个例子说明了让孩子成为进餐时的参与者，不给孩子任何压力的重要性。只有这样才能激发孩子的内在动机（"我想试试！"）和好奇心。这位家长的父母只是放弃了逼迫他进食，但是并没有放弃家庭进餐！

转变家庭进餐氛围

如果以前餐桌是一个充满压力的地方，那么"转变"的意思就是改变氛围。你可以换上新的餐盘或者餐垫，让孩子做一个装饰品放在餐桌中央，或者甚至可以换一张餐桌或者餐布。如果爸爸总是因为露西吃东西时张开口而生气，或者妈妈总会批评马克斯的行为，那么调整一下座位：让爸爸坐在露西旁边，而不是正对着她坐；让马克斯坐到妈妈旁边来。如果孩子坐在一张带托盘的高脚椅上吃饭，如果可以的话，去掉托盘，让她直接在桌子上吃——没有什么方式比让孩子直接在餐桌上吃饭更能向她表达"你是家庭进餐的参与者"这样的信息。

可能会有的障碍

想一想阻碍家庭进餐的障碍有哪些？可以通过一些创造性的办法来解决这些问题。例如：

- 高脚凳——高的桌子和椅子：替换成标准大小的桌椅。

- 没有洗碗机：用塑料或者纸质餐盘。

- 桌子太小：将餐碗放在牌桌、电视架或者临近的书架上，用小一点的餐碗，多盛几次。

- 没有餐桌：在厨房中心加几条凳子，你们就能一起吃了。腾出一张餐桌的地方来，或者将碗柜移到其他地方去，让餐厅餐桌的空间更大。

- 铺了毯子，或者怕脏乱：移除进餐区域的毯子，或者在上面铺一层塑料布或者旧毯子。脏乱是无法避免的，准备一个小型的真空吸尘器用来打扫。

如果餐桌会给进餐带来焦虑，你可以尝试从在咖啡桌旁边用餐，或者在地板的毯子上用餐开始。只要一家人一起进餐，即使是在咖啡桌上吃外卖，也算是家庭进餐。你们可以一起玩一个喜欢的游戏，一边吃最喜欢吃的零食，或者就什么也不吃。玩游戏的时候，记得要让孩子赢！这样做的目的是要让孩子发现，这个原本充满压力的地方现在能给他带来很大的快乐（在第八章中有更多的讨论）。如果晚餐时间是压力最大的时候，那你不妨先从早餐或者午餐开始改变。

考虑孩子的感觉特征

在进餐时，要考虑孩子的感觉特征（第二章探究的内容）。如果孩子很容易被感觉吸引，父母应该尽可能地简化家庭进餐，限制那些干扰孩子感觉的元素。比如父母可以用白色或者单色的餐盘，用增厚的餐垫降低噪音，关闭电视或者吵闹的音乐等。

 练习

> 从孩子的视角去感受一下他经历的环境是怎样的：看着灯光，想象一下这个时候他听到的是什么，想象一下在孩子看来这些镀银餐具怎么样，餐桌的脚是不是挡住了孩子的腿，以及其他一些可能对孩子产生干扰的问题。

餐前准备

在进餐前，先举行一个小小的仪式：说一句饭前感恩的话（无论是不是宗教性的），谢谢厨师辛苦的工作，或者相互手拉手，唱一首歌或点一支蜡烛——LED 蜡烛，没有火苗的那种——让孩子吹灭蜡烛。慢慢地开始进入正餐，而不是像开战一样。

家庭自主用餐风格（自助式）

如果你提前在孩子的餐盘里装你让他吃的食物，那么可能菜还没上齐，你和孩子之间的战争就开始了。孩子会反驳道："我不喜欢吃这个！""这很难吃！""我要吃多少？"这时候，孩子的关注点就放在了和你的谈判上，而食欲消失殆尽。

家庭自主用餐听起来有点复杂，但是其实就是将食物放在餐桌中央，让每个人都能够自取所需的意思。这种方法最能缓和餐桌上的战争。斯凯·范·岑登观察过她的儿子，她说："自从他能够自己选择吃什么，也允许他做他想做的事情之后，家庭进餐的气氛立即出现了很好的转变。"下面是培养家庭自主进餐的一些建议：

- 将一份孩子会接受的安全食物和其他的食物一起放在餐桌中间。不要在乎中间放一盘苹果沙拉是不是显得很可笑。

- 不要用那些花哨的餐具。使用牢固的、可机洗、叠放式的玻璃或者塑料餐碗。

- 如果你不想多洗碗，可以使用三脚架，把烘焙盘或者锅直接放到桌上。如果有火锅在桌上，要注意孩子的安全。

- 将外卖的盒子直接放在桌子中间。

- 每一顿饭都准备好会用到的调味品：一瓶番茄酱、辣椒酱或者黄油等。

- 可以考虑在餐桌上放一个圆转盘。

- 不管是西兰花还是饼干，都以同样的方式摆放，不要分"大人吃"还是"小孩吃的"食物，也不要分"你吃的"还是"我吃的"食物。

即使你的孩子只吃饼干或者面条（到目前为止），你也不能把这些食物当成例外——因为这样相当于又让孩子成为进餐的焦点。现在你要做的，是把它当成普通的晚餐，每个人从所有的食物里选择自己想吃的进食。

帮助孩子自主进食

在孩子能力允许的范围内，让孩子自己取食餐桌上的食物。如果孩子要喝汤这种比较难弄的食物，或者还在学习进食，或者有生长迟缓的问题，父母可以帮助孩子，但是要以能够让孩子自己有更多控制力的方式帮忙，比如握着孩子拿勺的手，或者一步一步引导他如何进食。比如，你问：**"想不想吃一些土豆泥？"** 如果孩子说想，用汤匙舀少量的土豆泥，再问他**"够不够？"**，根据孩子的回答调整土豆泥的量，最后让孩子自己吃，跟他说：**"把勺子放到你想放的地方。"**

对于还不会说话或者更小的孩子，往他们碗里或者高脚椅的托盘里放食物时，要先确定他们是否同意。职业疗法治疗师玛莎·邓恩·克莱因在她的工作中能够通过孩子是否有"积极倾向"，来判断自己的行为是否得到了孩子的允许。如果孩子积极地迎合你和食物，就说明孩子允许；如果孩子往后靠，意思就是她还没有准备好要吃。

当全家人一起进餐时，父母要将菜碟放在孩子能够够到的范围内。这样，当孩子取食的时候（通常都是在父母相互聊天或者同兄弟姐妹们聊天的时候），她就可以自己伸手过去拿。（父母们这时候要假装并没有注意到孩子的这一行为！）有时候，这样的进餐方式还会让孩子变得更加大胆。如果其他人（尤其是孩子的同龄伙伴）拿了什么东西吃，他也会想要去尝试这种东西，他们似乎觉得这样才更加"公平"。我们将这种现象称为"短缺效应"。一位妈妈说："我发现当我说'如果没有人介意，我就吃掉所有的豌豆了'时，他会立即舀一些豌豆到他自己的碗里。"这位妈妈问我们："我可不可以经常用这样的策略来让他多吃一点东西呢？"如果你发现"短缺效应"对孩子管用，那么用这个方法就没有问题，但是还是要小心地运用。如果孩子发现了你们用这样的方法哄骗他吃更多东西，只会适得其反。父母要仔细观察和理解孩子对家庭进餐的反应。

有一些治疗师建议在孩子的餐盘边放一个"观察碟"或者"品尝碟"，请孩子舔一舔、闻一闻，或者用餐具戳一戳旁边的食物。如果孩子喜欢，父母可以试试。但是孩子也可能会觉得这样给他带来了压力，会表现得非常消极（这个时候，可能孩子的焦虑、性格特征或者过往的经历又出来作祟了）。家庭进餐的一个优点就在于，孩子能够看到和闻到不同的食物，也可以帮忙递碗，而且当他知道在没有人督促的情况下，他还可以自己取食时，他会主动去探索新食物。

让孩子舒适地坐在自己的位子上进食

孩子学习进食时，有些进食行为是通过观察父母习得的。许多家长注意到，有挑食问题的孩子不肯吃自己盘子里的食物，却会吃他们盘子里的食物。为什么？这可能是因为孩子觉得，如果食物来自爸爸或者妈妈的盘里，那么肯定是安全的。孩子信任父母，相信父母会保证他们的安全。这一现象通常发生在大一点的婴儿身上，或者较小的学步儿童身上，等孩子再长大一点就会消失。

有时候孩子想坐在父母的腿上吃饭。这可能是孩子很想得到父母的关注（鉴于孩子已经失去了父母对其进餐的关注），或者是因为当孩子坐在爸爸腿上吃东西的时候，妈妈就不会给他进食压力了。你可能会允许他坐在你的腿上吃东西，只要他能够"多吃几口"，但是这样做很可能会导致你 5 岁的孩子只肯坐在父母腿上吃饭。

如果你充满焦虑的孩子最近开始爬到你腿上来进餐，或者从你的餐盘里取食，你就需要思考，在这个转变阶段，如果这样做能够让孩子有安全感，并且能够帮助孩子探索新的食物，那么你要不要偶尔允许他这样做。但是即使你决定偶尔允许他这样的行为，也要慎重，不能让这样的做法成为孩子唯一愿意接受的进食条件。下面的一些建议能够帮助孩子舒适地在自己的座位上进食：

- 在进餐前或者进餐后与孩子亲密地相处几分钟，一起看一本书，或者让她坐在你腿上一起唱一首歌。

- 在吃饭的时候和孩子一起聊天，夸孩子做过的事情，比如：**"你帮忙摆放的餐具摆得真好！"**

● 把你的碗当成临时的盛菜碗，在孩子同意的情况下，将你碗里的一些食物舀到他碗里。

一位妈妈向珍妮描述她儿子如何爬到她的腿上，把她的饼干浸到汤里，然后第一次把汤喝了的场景。珍妮建议这位妈妈从自己的碗里舀一些汤到孩子的碗里，让孩子知道他们吃的东西是一样的。当孩子能够快乐地进食的时候，妈妈可以假装自己忘了拿纸巾，起身去拿，让孩子自己进餐。然后，妈妈可以让孩子坐回他自己的椅子上（就坐在妈妈旁边），用自己的碗进食。如果餐桌对孩子来说是一个舒适的、没有压力的地方，那么转变成功的可能性还是很大的。

把甜品和其他食物一起端上

我们的客户告诉我们，在家庭进餐之外，最有用的一个方法就是让甜品和其他食物一起上桌。这通常是最受家长们质疑的一个方法。先放下你的疑虑，允许孩子在晚餐的时候吃甜品，甚至允许孩子在什么都还没吃的时候吃甜品。很多家长对此感到担忧，因为孩子很可能会只吃甜品——孩子可能确实会这样持续一段时间——或者如果没有甜品的奖励，他就根本不会吃任何"健康"的东西。（但是我们在前面讨论过，用甜品来奖励孩子并不能起到长期的作用，建议家长不要这样做。）但是别急——这是解决问题的第一部分。

让甜品上桌时，将主菜和配菜摆放在餐桌中间，每一个餐位上配一个空盘，也可以是一个装沙拉或者配菜的碗，再留一个放甜品的位置。甜品可以是放在餐巾上的曲奇饼或者布丁，也可以是冰激凌或水果。需要冷藏的甜品可以先放在冰箱里，当孩子准备要吃的时候再拿出来。如果孩子能够自己去冰箱里拿东西，父母可以跟孩子说：**"冰激凌放在冰箱里，你想吃的时候自己去拿。"** 但是，要限制孩子吃甜品的次数，只可以吃一次，没有第二次。如果不限制孩子吃甜品的次数，那么孩子尝试其他食物的食欲和动机就都会下降。

至于孩子进食甜品的种类和数量，则取决于孩子的年龄、她上一次进餐的时间，以及你对于她进食多少其他的食物的推断。对于食欲降低的孩子，几勺冰激凌、少量的水果切块或者两块动物饼干可能就已经够了。而对于食欲比较好，或者已经学会感受身体的进餐信号的孩子，就可能需要大块的饼干，或者半杯冰激凌。如果孩子除了甜片以外，只吃一种其他的食物，那么家长们可以多给孩子准备一些水果当甜品，来作为孩子正餐的补充。

如果孩子有兄弟姐妹的话，给他们同样分量的食物可以减少争论。是你来决定给孩子们吃什么，所以一旦你决定做什么甜品，就不能再纵容孩子其他的要求。这一点与后文中将要讨论到的尽可能满足孩子胃口的零食不同（见第七章内容）。

在最开始的一段时间——这个时间可能是几天，也可能是几周，孩子可能会首先吃甜品。对于一些较大的孩子，你将甜品摆上桌的做法可能会让他们觉得困惑，因为以前你都是用甜品来诱惑他们吃其他的东西。你可以这样跟孩子们解释：**"我们从现在开始要在晚餐的时候一起上甜品了，你可以想什么时候吃甜品就什么时候吃。"** 或者**"我们都不喜欢争论你要吃几口饭才能吃甜品，所以现在我们不这样做了。"**

如果孩子们问，他们要吃多少口别的东西才可以吃甜品，告诉他们：**"如果你想吃甜品，你可以先吃甜品。"** 或者**"听起来你好像因为不能吃棒冰而很难过哦**（暂停一下，先承认事实，再给孩子一个答案），**可我们昨天才吃过棒冰呀。放心，我们很快就可以再吃到了。"** 你还可以说：**"你自己决定啦，如果你觉得饿可以多吃点别的。"** 或者**"我希望我们可以在布丁池子里游泳！洗个巧克力布丁热水澡！"** 就像阿黛尔·费伯和伊莱恩·玛兹丽施在《如何说孩子才会听，怎么听孩子才肯说》（*How to Talk So Kids Will Listen and Listen So Kids Will Talk*）中所描述的那样，和孩子一起开心地聊一些奇幻的想象，能够减轻孩子的沮丧感。

许多父母在成长的过程中没有吃甜品的习惯，他们宁愿多吃一些主食。如果孩子要吃甜品，就算餐桌上一家人里只有她吃也没有关系。如果孩子没有要求吃甜品，餐桌上也可以不摆。但是，如果孩子到了 5 岁（一般是这个年龄）经常要吃甜品，或者如果孩子觉得大人们过分地禁止他们吃甜品，那么我们建议在吃正餐和零食的时候，让孩子每天能吃一次。有些家长发现，当他们允许孩子选择在哪一餐正餐或者零食里吃甜品时，家长和孩子们之间的关系通常会变得更加融洽。

用餐巾纸带给孩子安全感

进餐的时候，在桌子上准备孩子可以吐食的餐巾纸。尤其是对于以前会恶心或者呕吐的孩子，让他们知道，他们可以为了避免呕吐而吐出食物，这样能够降低他们的焦虑，他们才会更加愿意尝试新的食物。有一些孩子还没有学会将食物吐出来的口腔运动技能。如果孩子需要看语言治疗师，那么这将是语言治疗师要帮助孩子首先学会的技能之一。小一点的孩子可以先将食物吐到托盘或者桌子上，慢慢地，再让孩子学着吐到餐巾纸上。这样，以后即使不是在家里，他们也可以这样做。

问题思考：想象一下你去国外，有人让你尝试一种不知道什么做的黄汤。你会不会在知道有地方可以吐出食物的情况下更加愿意去尝试？（并且没有人逼你或者看着你！）如果有人跟你描述了它的味道，你也有机会自己尝一勺，你会不会更加愿意尝试呢？

有些家长觉得把食物吐出来这样的行为非常粗鲁。一个当地的农业老师说，他会要求小学的孩子咽下那些蔬菜的样品，以显示"对农民们的尊重"。我们认为，尊重孩子的极限比礼貌或者对农民或者厨师的尊重更重要。允许孩子（有礼貌地）吐出食物是很重要的，父母可以这样跟孩子说："这里有餐巾纸，如果你想吐出来就吐在餐巾纸上。"

每顿饭提醒孩子一两次有餐巾纸就够了，不要总是提，因为这样反而会给孩子带来压力。比如，不要总是跟孩子说："**宝贝，如果你想尝这个又担心不好吃，别忘了你可以吐出来，知道吗？**"

更好地献上食物

很多家长认为，他们给了孩子很多食物的选择，但事实却是：妈妈或者爸爸站在冰箱旁或者食物储藏室里，不断地给出各种建议。"你想吃比萨吗？意大利面怎么样？吃鸡块？不吃？那你想吃什么？"家长们不要指望让孩子来决定晚饭的菜单——这是你的工作。要让孩子不会立刻就否决你要提供的食物，那就最好以家庭餐的形式献上食物，让孩子自由地选择要吃什么。你可以准备甜薯条、面包卷、鸡胸、罐装蜜橘和奶酪西兰花等。

不要问孩子问题，也不要替孩子做判断

在喂食过程中，对于父母来说，最难的一点就是在给孩子提供食物时做到不鼓励、不提醒或者不逼迫孩子进食。其实父母说得越多，孩子的反驳也越多（许多孩子都是想要获得主导权的谈判者）：

"我是按你喜欢的口味做的这道菜。"（不，我不喜欢
　　这种口味，这太难嚼了。）

"这没有很烫啊。"（不，这很烫！）

"我弄掉了上面你不喜欢的芝士。"（我也不喜欢沙拉。）

父母也要注意，不要询问一些孩子会否定，或者直接

终结对话的问题。比如：

"这太烫了吗？"（是的，太烫了，我不吃。）

"你喜欢吃这个，不是吗？你昨天还吃了的。"（不，

我再也不喜欢吃了！）

"你想尝两口吗？"（不，我一口都不要尝！）

"我觉得你不会喜欢这个，但是你想尝一尝吗？"（没

门！）

做好，吃好，等待，重复

一位身为营养师的客户讲述了自己的孩子在一个树莓产量丰硕的夏天尝试吃树莓的故事。每天他儿子都会开心地去摘树莓，但是他从来不吃。妈妈把树莓果酱加到冰激凌里，放到燕麦粥里，或者和松饼一起做，但是每次孩子都说："谢谢，我不想吃。"到了第5周，妈妈还是忍住没有跟孩子说"在你很小的时候，你很喜欢吃树莓的，尝一口吧！"这样的话。后来，在这一季的树莓快要摘完的时候，孩子终于尝试了一颗树莓，扔进嘴里，吃完之后说："我喜欢这个味道！"

故事的关键不是这位妈妈在给孩子提供食物的时候做了多少树

莓口味的东西，或者给孩子提供了多少次尝试树莓的机会，而是即使有时候觉得孩子根本不可能尝试这个东西，却仍然平静地等待孩子自己主动尝试，而不向孩子多说劝他尝试之类的话。这位妈妈清楚地知道，一旦强迫个性独立又容易产生焦虑的孩子尝试一小口，那么接下来就是他们之间在这个问题上无止境的谈判，这样做必然会毁掉孩子整个夏天采摘树莓的乐趣，孩子也可能永远不会觉得自己喜欢树莓的味道。有些孩子会比较容易走出第一步，但是有些孩子可能要日复一日地等待，等到某一天，他可能就突然愿意吃某种东西了（你可能前一刻还一直在你的脑海里大喊着让他吃）。

忽略孩子最开始的拒绝行为

对于大多数的孩子（即使是比较爱冒险的孩子）来说，在给他们吃东西的时候，就算是他们喜欢的食物，通常孩子的第一反应也是拒绝。对于 15 个月到 4 岁这个挑食阶段的孩子来说就更是如此；如果是非常挑食的孩子，他们几乎会毫不犹豫地回答"不要"。珍妮的儿子就有一段时间是这样的，不管给他吃什么，他都大叫"不要！"珍妮问他："巧克力蛋糕（他最喜欢吃的）吃不吃？""不要！"他大声回答道。一会儿，他突然回过神来说："等一下，我要吃！"

这种首先拒绝的反应能够给孩子一种他们需要的控制力。不要让孩子有机会立刻拒绝你是第一步，而第二步就是忽略孩子最开始时的拒绝行为。父母们通常会感到十分惊讶，发现自己的孩子能够愉快地进食几分钟之前还坚定地拒绝过的东西。但是，忽略孩子最开始时的拒绝行为并不意味着忽略孩子的想法——只是说不要把孩子的拒绝行为太当回事。可以跟孩子说：**"不想吃就算了。还有其他东西可以吃。"**或者**"好吧，你不想吃就不吃。"**然后继续进餐。

该说什么和不该说什么

如果在吃饭的时候，你95%的谈话内容都是在说服孩子进食，那么你可能不知道聊什么或者怎么聊才不会给孩子带来压力。与孩子谈判或者类似于"再多吃两口"这样的言语习惯很难改变。所以，要记住至关重要的一点是，别去在乎孩子吃什么以及吃了多少的问题。是你营造了餐桌的氛围，所以尽量保持平静和愉快的状态，或者至少是自然的状态。本书中的一些话语能够指导你如何在孩子面前聊食物，但是进餐时间的最佳话题，除了食物，其实什么都可以。关于家庭进餐话题的在线资源也很容易找到。下面是一些关于家庭进餐聊天的例子：

"你今天中午吃饭和谁一起坐的？"

"你今天课间休息的时候玩了什么游戏？"

"如果你要去一个岛上待一个月，只能带 3 样东西，你

会带哪 3 样？"

"今天有什么开心的事情发生吗？"

你如果直接问孩子问题，孩子可能一下子难以回答上来。但是你在跟你的伴侣分享你的故事，或者跟一个兄弟姐妹聊天的时候，他可能会很愉快地听你们的谈话。你可以试试先从自己说起，让对话一直保持进行。你可以说：**"猜猜今天有什么事发生在我身上？"** 然后讲一些跟你的孩子有关的事情，比如你说：**"我在商店里碰到查理妈妈了，她说很开心你上周在他们家玩。"** 或者**"我在想我们要不要去博物馆看一场木乃伊的展览。"**

正视孩子的感受，并且学会说"好""很快……"

如果孩子对于新的菜谱或者饮食习惯不满意，她可能会表现得很沮丧。要正视孩子的这些感受。一旦你已经尽力做到最好，接下来就可以使用万能的"好""很快……"了。有时候，像"好""很快……"这样模糊的词就已经足够满足孩子（特别是小一点的孩子）

了。你可以说："**你似乎因为没有吃到比萨很不开心。放心，我们很快就会再吃比萨了。**"或者说："**好的，我们很快会再吃一餐鸡块的。**"（即使孩子不一定会真的吃到她想吃的东西，你这个时候说"好"也能够缓和你们之间的矛盾。）有时候，孩子会打破砂锅问到底，问你"很快"到底是什么时候，如果这样的话，你就直接定下一个时间，告诉他："**我们很快就可以吃酸奶了。什么时候？那就……明天吃零食的时候吧！**"

如何谈论新的食物

尤其是对于那些喜欢提前知道的孩子，提前简单地描述一下新的食物能够帮助他们将新的食物与过往的进餐经历联系起来，提高他们对于新食物的接受度。但是，不要用一套推销员的说辞来跟孩子讲述，如说："这是最好吃的东西，非常美味，你一定会喜欢的。它像糖一样，很甜的。"你可以这样说："**这个面团的味道像通心粉一样，但是形状不一样。**""**这个不辣。**""**这是甘蓝，我小时候在德国吃过。它的味道有一点像西兰花的茎。**""**这道菜的做法和胡萝卜与豌豆的做法是一样的。**"或者说："**你不是喜欢面条里放的照烧酱吗？这个鸡块上也放了照烧酱。**"

在用词上，尽量选用一些让孩子产生积极联想，或者是中性的词。一位妈妈说，她有一段时间为了让孩子理解其他肉类的嚼劲和口感，就将所有的肉都带上"鸡肉"（"鸡猪肉"或者"鸡牛排"）。如果孩子对你的解释不买账，那么你可以改变一下说法，或者退一步，用一些更宽泛的词。比如，如果你跟孩子说："这个就像你昨天吃的香草酸奶一样。"而孩子回答说："不，味道完全不一样！"那么你可以改口说："这是香草类的食物。"

让"鼓励"变成"促进"

第三章中有提到，"鼓励"到头来通常会变成一种"积极的"施压策略。一位妈妈反思说："我知道不应该给孩子施压，要鼓励她进食，但是我发现好像我做的任何事情最后都变成了施压。"在《促进积极的养育》（*Promoting Positive Parenting*）一书中，作者海伦·伍利、利扎·赫茨曼以及艾伦·斯坦描述了一种重压力的进食支持方式"母性促进"。这是一种感觉反应措施，指的是**让婴儿参与或者想要参与到其他活动中来的母性行为**。

"鼓励"、"施压"和"促进"之间的区别是非常微妙的，尤其是如果在你家，用"鼓励"（再吃一口）的方法能够帮助一个性格开朗的孩子接受更多的食物种类的话。"促进"的做法可以是舀出两勺不同的食物，让孩子自己选择一勺他想吃的，而"施压"就是当孩子

往后靠、设法躲开的时候你还拼命用勺子去喂他。把苹果剥皮后切成
薄薄的片给孩子吃（在第七章中会有更多关于准备食物的内容），这
是在"促进"孩子进食，但是如果拿着一片苹果不停地送到孩子嘴边，
还不停地跟孩子说"吃一口吧"，那就成了"施压"了。

尽管在上面的那本书中，作者提到的是婴儿和母亲之间的联
系，但是我们认为，这种感觉反应和"促进"措施（比如递给孩子
一块她正在伸手拿的食物，帮她扶住放到酸奶里用来吸食的管子，
等等）对父母和孩子都有好处，能够提高孩子对活动的参与感和接
受度。这样做要注意什么分寸吗？不管我们用一些什么样的词语来
描述它，你都要记住，你应该通过孩子的反应来判断你说的或者做
的有没有给孩子带来压力。

如何谈论食物

有挑食问题的孩子对于谈论食物的信息尤其敏感，他们可以
从电视里或者在学校里听到这些信息。我们在这里讨论这个话题，
是因为一些父母告诉我们，他们很担心自己在孩子面前谈论食物
的时候说错话。对于那些在努力节食或者身材不好的家长来说，
要用积极的方式谈论食物并不容易。尤其一些女孩子的家长，更
加担心孩子的喂食问题会慢慢演变成进食障碍，因为孩子们成长

的环境就是一种崇尚苗条身材的文化（当然男生也会出现进食障碍的问题）。

谈论营养和身材

有些人认为，教孩子一些关于营养和身体生长的知识是非常重要的，因为这样可以鼓励孩子多吃一些"健康"的食物。但其实没有必要这么急切，尤其是当孩子还很小，难以理解这些复杂的营养问题时。有挑食问题的孩子反而可能对谈论营养感到十分困惑。

一个好吃的孩子可能觉得"吃东西 = 供应能量"这样的信息解读方式很有趣（比如吃糖可以迅速补充能量，吃燕麦饼干和牛油果能够提供持续的能量，并且让你觉得很饱，因为他们富含纤维和脂肪）。但是如果你说"脂肪太多对心脏不好"，那么有焦虑情绪的孩子就会想尽办法避免吃这类东西。当珍妮的儿子 4 岁的时候，他的一个老师指出一袋饼干中钠的含量，并且告诉他们，要尽量不吃含盐量太高的食物。于是这个小家伙在接下来半年的时间里，不管吃什么，都要先搞清楚其中的含钠量；如果知道食物中的含钠量很高，他就会特别不安。

在我们的文化中，孩子（以及大人）几乎不可能对食物以及自己的身材保持良好的感觉。进食障碍和预防肥胖问题的专家们越来越多地强调，营养教育关注的是食物的外在指标（比如卡路里），而不是人体的自我调节，这样只会导致进食者出现不恰当的进食态度和饮食行为。逼孩子吃"健康"的食物只会让孩子更加讨厌这些食物，而把"垃圾"食品恶魔化，禁止孩子们吃，反而会让孩子们对这些食物朝思暮想，甚至收藏、囤积这些食物。越来越多的研究告诉我们，我们对于食物的想法和感受，不仅会影响我们对待食物的心情，还会影响我们摄取营养物质的方式，以及我们身体自我调节的能力！（关于这方面的研究有很多，但是我们最喜欢的一项研究是 2011 年克拉姆和其同事所做的一项"奶昔对心情的影响"。）

总而言之，如果和孩子谈论营养能够帮助孩子更健康地进食，那么你应该很快就能从孩子身上看到成效。教孩子营养知识最好的方式，是给孩子提供种类丰富的食物，让孩子尽情地享受食物的美味。

问题思考： 健康的、高蛋白质含量的、甜的、吃了对你好的、脆脆的、咸的、能促进骨骼生长的。上面哪一种叙述食物的方式对你来说最有吸引力？想一想你平时是怎么在孩子面前描述食物的？

下面是一些以积极的方式谈论食物的建议——其实最好的方式通常是什么都不说，只是营造一个良好的进食气氛，让孩子自己去感受食物：

- 重点强调进食的乐趣和孩子能吃的东西：**"真开心我们有这么多好吃的可以吃：比萨、小柑橘、绿豆，还有派。"**（这些食物里既有健康食物，又有孩子喜欢吃的食物。）

- 称赞好吃的食物：**"水果和蔬菜也很好吃。"**

- 谈论有关食物其他方面的内容，比如食物是从哪里来的：**"我们是从农贸市场上买的这些菜，因为我觉得认识那些种菜的农民很开心。"**

- 尊重不同人的身材差异：**"人们的身材本来就各不相同，这是很自然的事情。"**

- 对于不能吃的东西实事求是：**"我们家不吃坚果，因为你哥哥一吃坚果就会病得很严重，但是我们可以吃其他各种各样好吃的食物。"**

- 和孩子一起创造一些饮食惯例，并且遵守它们。

- 根据孩子的年龄来谈论食物。小孩子一般能够理解香蕉是一种水果，但是却无法理解蛋白质是什么。

尽量避免向孩子传递一些评判性的信息，比如说"糖（或者面粉、肉）不好"或者"那些是垃圾食物"。4岁大的孩子称，当他们吃那些父母不让他们吃的食物时，他们会觉得很愧疚。一些小孩子会觉得，如果食物是"不好的"，而他们却喜欢吃，那么他们就成了"坏孩子"。尽量不要让孩子听到你说"我错了，因为我吃了（甜品，或者我吃得太多了）"，或者"我做得很好，因为我没有吃（甜品，或者没有吃太多）"。不要在食物问题上表扬或者批评孩子（不要说"奥利维亚是个好孩子，她吃的都是健康的东西，但是伊桑是个挑食的孩子，吃糖上瘾了"），也不要煽动孩子的羞耻或者恐惧的情绪（比如说"如果你不吃 X 或者不吃 Y，你会生病，还会发胖"）。即使是更温和、含蓄的标签也会适得其反，比如将食物分为"绿灯"食物或者"红灯"食物，"促进生长的"食物或者"有趣的"食物，或者"健康的"和"不健康的"食物。这样描述，孩子还是能够明白你口中的食物有"好坏"之分。

如何谈论令人满足的食物

你可能已经注意到，在 STEPS+ 中，孩子进食甜品的量和其他食物相比，是有限制的（在下一章中会有更多关于美味食物的讨论）。孩子可能也已经注意到这个问题，那么你该怎么跟孩子解释呢？

我们发现，当我们描述甜食、比较贵的食物（比如牛油果或者有机肉），或者外出就餐，吃那些最好吃的水果，或者花了很长的时间和精力做的菜时，我们会用一个通用的词，叫"令人满足的食物"。你可能会说："**这么热的天，打完球吃个冰激凌真是太满足了！**"或者"**这顿牛排真是太令人满足了！**""**奶奶给我们做了烤宽面条，太满足了！**"你甚至可能会说："**和你在一起一下午的时间我觉得非常开心，非常满足！**"如果大一点的孩子问："我为什么不能再吃一点冰激凌？你说如果我想吃，我可以吃掉所有的饼干，为什么冰激凌就不行？"这时候你可以这样回答孩子："**所有的东西我们都要吃，像冰激凌、饼干、苹果、豌豆。如果我们只吃冰激凌，那我们会觉得身体不舒服。如果我们只吃西兰花，那样营养也不够。**"

尊重每一个人的信息

如果父母所有的关注点都放在挑食孩子的身上，那么其他兄弟姐妹就会觉得被忽视，或者受到冷落。父母也可能一边为一个孩子的挑食问题发愁，一边又担心另一个孩子吃多了甜食，还有一个孩子体重增加得太快（这个问题也可能出现在挑食孩子的身上）。本书中关于进食问题的一些方法适用于所有的孩子，能够帮助他们在食物和体重的问题上养成积极的态度和行为习惯。对于比同龄人平均身材更瘦小的孩子，你可能最不会担心的问题就是肥胖了。但是大多数有体重问题的成年人，在儿童时期都是正常的或者是低于平均体重的。教孩子（不论大小）学会根据自己身体的内部饥饿信号进食，能够帮助孩子保持一个稳定和健康的体重，同时让孩子保持健康。在同时喂养几个孩子时，父母要采用同样的喂食方法，不要比较或者暗示说在进食或者身材问题上，哪一个孩子比另一个孩子好，也不要向孩子传递模糊的信息。

在我们许多客户家里，父母其中一方挑食（比如不吃面食），因为他们觉得这样更舒服。在这种情况下，你可以跟孩子说：**"爸爸一吃这些面条就会觉得难受，但是他有其他喜欢吃的东西。"** 一般来说，如果父母营造了良好的进餐环境，也不把谁不能吃（或者不想吃）某种食物当成什么大不了的事情，也不评论说某种食物多么"难吃"，那么孩子在成长过程中对食物的感觉就会很好。如果其中一位家长遵循严格的进餐计划，或者正在节食，或者对于进食食物的比例和分量非常讲究，那么这位家长最好注意，不要在孩子面前评论食物的好坏，以免孩子对食物产生困扰。

在外进餐

在现实生活中，你可能没有办法做到（或者你也不想）每一顿正餐和零食都和孩子在家吃。由于工作和孩子学校时间安排的问题，可能你们分开进餐的次数和一起进餐的次数差不多。这一部分将要讨论的就是一家人在餐馆或者朋友家中进餐的情况，以及孩子去其他人家里玩耍，或者与保姆及幼儿园老师相处的经历。

一家人去餐馆进餐

不管你们是一个月出去吃一次，还是一周出去吃 3 次，你们都能够在外一起愉快地进餐；而且在餐馆进餐时，孩子可能会更加愿意尝试新的食物。开始的时候，设定一个降低孩子焦虑的目标，在接下来的过程中，再慢慢要求孩子选择更均衡的饮食（见第七章）。

下面这些建议可以帮助一家人适应从家庭进餐到外出就餐的转变：

- 选择一间一家人都喜欢的餐馆。
- 尽量在客人不是特别多的时候去，这样就不用等太久。
- 带一小袋干麦片或者饼干（挨饿食物），以防要等很久时，孩子既饥饿又不耐烦。

- 准备一个小袋子，里面装一些谜语书、铅笔和贴纸，放在门口，出门的时候方便拿。在等餐的时候和孩子玩一会游戏，掌中游戏或者智能手机游戏可以让等餐的时间过得快一点，也能让孩子适应餐桌的环境，感到更加舒适。如果食物上桌了，就收起这些玩游戏的东西。

- 吃自助餐是一个相对划算的让孩子接触新食物的方法。装上一两盘不同的食物（开胃菜），放在餐桌中间。再拿一些酱料，让孩子蘸取。

- 印度菜、泰国菜或者中餐的自助餐中通常有白米饭或者馕，许多挑食的孩子愿意接受这些食物。

- 让孩子坐在固定的长凳上可以让他内心更加平静（不会晃动椅子），也可以让孩子坐得更稳。如果想让孩子不乱跑，可以帮孩子脱了鞋，让他盘腿坐在座位上。

- 点一两道孩子会接受的食物做配菜，比如面包或者面团。许多餐馆都会理解并乐意提供，不需要多解释。点菜的时候可以说："我们可以点一盘原味意大利面吗？酱料放在旁边。""我们可以多要一个盘子吗？我们要分一下。""可以另外再给我们一小勺香草冰

激凌吗？"或者"可以多给我加一点白面包吗？我可
以额外付账。"

- 轮流去你们喜欢的 2~3 家餐馆吃饭。熟悉的地方也许
能够促进孩子探索食物的好奇心。

- 如果餐馆没有自助餐，你可以帮孩子点菜。对于小一
点的孩子，可以点孩子通常情况下都爱吃的菜，或者
让孩子跟你一起吃你的主食。几个孩子也可以一起吃
一份主食。

大多数餐厅里至少会有一种挑食的孩子能吃的食物：面包、原
味意面、薯条、玉米，或者冰激凌。如果孩子能够愉快地进餐，就
算他只吃薯条或者冰激凌，也没有关系。孩子能不哭闹、开心地进
食就已经是一大进步了。如果孩子不吃他自己点的东西，也不要把
这当成什么大不了的事（就像在家里一样），你可以打包带回去当
你明天的午餐。一位妈妈说，她就知道自己的孩子不会吃他点的东
西，但是看到孩子点了一些新的食物，她很开心。

如果孩子之前去餐馆并没有发现有他能吃的东西，可以在去餐
馆之前先研究一下餐馆的在线菜单。你可以跟孩子说："**我们今晚
要去一家新的餐馆，让我们一起看看菜单，看有哪些看上去不错的。
哇，我们可以试试鸡块和意面！**"（如果服务员拿着笔站在你旁边

等着你们点单，或者有其他人不停地在说什么好吃什么不好吃，那么你点菜的这个过程就会充满压力，让你食欲大减。）如果你们去一家熟悉的餐馆吃饭，可以讨论讨论孩子以前喜欢吃的几种食物。提前选择要点的菜可以减少在餐馆点菜时的焦虑。在点菜下单之前，可以允许孩子改变他的主意。

有时候，比如在旅行的时候，你很难提前决定在哪里进餐。如果没有什么孩子能吃的东西，可以随身带一些孩子可以吃的安全食物。这需要父母谨慎细心，才能不让孩子觉得自己的进餐问题又成了焦点。你可以带一袋饼干，让他放在他的面包盘里。在理想情况下，这只是一个过渡期，慢慢地孩子就会愿意从菜单上点菜吃了，即使可能只是一小碟意大利面。

如果孩子是用喂食管进食，或者有严重的口腔运动问题，那他们可能总是需要从家里带食物吃。我们的社会环境应该更能接受这样的做法。但遗憾的是，现在你仍然可能还是需要保护孩子不受到来自其他进餐者，甚至是餐厅服务员的评论的压力。大多数的餐厅服务员不会对孩子做出什么评价，但是有一些服务员，或者甚至可能是儿童菜单上的信息，会干扰到孩子和他的进食（例如，服务员可能会说："如果你把你的饭全部吃完了，你可以问问爸爸妈妈可不可以再吃一块饼干。"）对于这些情况，你可以阅读第四章，了解如何回应其他给孩子带来进餐压力的人。

有时候，尽管已经尝试了上面提到的所有办法，在外进餐对你们来说还是充满了焦虑。这时，你可能会尽可能地选择在家里进餐，再一步步实施其他的步骤（关于做饭和在家给孩子做什么食物的内容将在第七章中讨论）。在出去吃饭之前，你可以尝试这些做法：从餐馆打包食物带回家吃，或者从在冰激凌小站吃东西开始，或者去一个非常好的朋友家吃饭。

去朋友家里进餐

如果你的邻居邀请你们一家人去吃晚饭，你可能会因为孩子的进餐问题而感到很尴尬，或者发现你家孩子的饮食问题成了一个聊天话题。要记住，关于孩子的进食问题，跟别人说多少，以及跟谁谈论这个问题，都是由你来决定的。你没有义务告诉任何人孩子进食问题的细节，他们也不需要知道。一个比较好的办法是，你听到一句评论以后，既不表示抱歉，也不解释什么，直接告诉别人你收到了他们的评论，然后再自然地转移话题。你可以说：**"对啊，我们都有各自的一些问题，不是吗？对了，学校的资金募集活动进行得怎么样了？"**或者**"哦，我不担心她晚饭只吃面包。麻烦您把鸡块端给我好吗？"**

一些家长会利用社交聚会让孩子进食，他们会对孩子说："要是那里的东西你什么都不吃，那我们就不去吃晚饭了！”千万不要这样做。孩子本身已经因为自己的进食问题被孤立了，这样的威胁并不能鼓励她进食。威胁和愧疚只会让孩子的自我意识更加强烈，也可能使她成为兄弟姐妹们攻击的对象（“就是因为你，我们都去不了了！”）。这样，孩子的焦虑会更加严重（食欲随之降低）。在这种情况下，父母可以给孩子带一些安全食物，或者到家之后给孩子准备一顿睡前零食，在聚会上尽情地和朋友一起玩耍就好了。

 练习

　　列举出参加聚会时你能带的孩子会吃的东西。薯条和辣酱（即使孩子只吃薯条）？面包和菠菜蘸酱（即使孩子只吃面包）？素食拼盘（即使孩子只吃黄瓜）？

　　你和孩子参加聚会的主要目的都是为了和朋友一起度过一段快乐的时光。有时候，孩子在派对上或者在学校里开心地玩耍时，看到同伴们吃东西，他们可能也会去试一试。一位挑食孩子的妈妈就说，自己的孩子杰西有一天从幼儿园回家就一直谈论“马克斯的芝士”。他们在商店里找到了一种像“马克斯的芝士”一样的薄片（科尔比－杰克奶酪），杰西立刻拿出了一块，折成小份，尝了一口。

这位妈妈当时感到非常惊喜！杰西这个时候看到了芝士的另一面，不再受到之前消极进食经历地影响了。

和保姆进餐或者在托儿所进餐

现在，孩子偶尔（或者经常）在托儿所吃饭，或者和你家里的、托儿所的、护理中心的护理人员（下文中为了叙述简便我们统称之为"她"）一起吃饭。作为一个挑食孩子的家长，你在跟这些照顾孩子的人谈论孩子的进食问题时可能觉得很困难。每一次家长觉得照顾孩子的人的喂食方法有问题，或者希望他们改变喂食方法时，她们都会觉得你在质疑她们，甚至担心自己的工作不保。一些有过多年照顾孩子经验的保姆觉得，她们喂养孩子的方法一直让她们引以为傲，所以这时她们的反应通常会十分消极。而如果是爷爷奶奶或者家庭成员来带孩子，问题可能会更加难以沟通（爷爷奶奶们心里想："我就是这么把你养大的，你不是好好的吗！"）

总的看来，和照顾孩子的人讨论这些问题似乎很敏感。但是父母要尽量让她们和你一起结成统一战线，做出改变，共同解决孩子的进食问题，这才是最重要的。

父母要记住，保姆们或者儿童护理服务的提供者们也是真心地关心孩子的进食问题，希望他们能够做到最好。父母们要站在护理人员的角度来看待孩子的喂食问题。首先，这些护理人员都有自己的做事风格。孩子的护理者也是从孩子成长起来的，她们家里有自己的进餐规矩。她也可能通过某种喂食方法（也许不是我们在本书中提倡的这些方法）带大了（或者正在带）自己的孩子——就像其他美国家庭一样。她的方法可能更加专断（"你必须坐着全部吃完"），又或者比较宽容（"你想吃糖？好吧，你想吃的话等一下可以吃"）。

一些家长会要求护理人员尽量让孩子多吃，或者要求他们限制孩子进食的量。护理工作者们可能会觉得，改善孩子的营养吸收状况和增加蔬菜摄入是她们的工作，通常，父母们来接孩子放学时，第一件事就是问孩子今天吃了什么、吃了多少。

下面这些建议能够帮助你很好地和护理人员谈论孩子的喂食问题：

- 让父母中对孩子喂食问题比较冷静的一方来同护理人员讨论。

- 首先感谢护理人员辛苦的工作，告诉她们你知道，她们和你一样都希望孩子能够以最好的状态成长。

- 如果你之前总是叫她督促孩子多吃一点，告诉她这是因为你最近在尝试一种新的喂食方式。跟她说清楚，不要让她来猜你到底想要什么。给她看看上文中提过的"概要"手册或者能够有所帮助（在线获取网址：http://www.newharbinger.com/31106）。

• 一旦你的进餐习惯已经养成，你可以邀请保姆留在家里一起吃晚餐，让她观察你是如何准备晚餐的。

当你和保姆之间建立了相互尊重、有深度的对话时，她对于孩子进食情况的想法和观察会帮助到你很多。你可能会发现，她其实只是需要得到你的同意不给孩子压力。这时候，她也会乐意接受你要求她做出的改变。

一些受管理的儿童护理中心可能会有明确的食物进餐规定，尤其是如果这些机构参与了什么政府项目的话。这意味着这里的护理人员会提前在孩子的餐盘里装好食物，孩子们在吃完这些食物之前不能再吃其他的或者他们自己想吃的东西。在这样的情况下，如果医生开具一张医生说明，能够帮助孩子获得一些特殊待遇。如果这种环境中的压力和混乱的信息让孩子的进食问题更加严重，那么你可能就要考虑给孩子换一个地方了。

我们希望这些建议能够帮助家庭成员一起回到愉快享受家庭进餐的正轨上来。在花心思准备菜单之前，首先应建立有规律的日常饮食习惯和餐桌上的家庭联系——菜单准备的内容将是第七章的主题。除此之外，如果孩子有严重的口腔运动或者感觉问题，可以考虑先阅读第八章的内容，再回过头来看第七章的内容。如果你觉得是时候了，或者不知道给孩子准备什么食物来解决孩子的进食障碍，那么请继续阅读后面的内容，看看该给孩子吃什么，以及如何给孩子烹饪食物。

第七章

第四步：

学习了解"喂什么"和"怎么喂"

　　你给孩子喂食的方式比给她吃什么更重要，餐桌上愉快的氛围可以让每个人的食物变得更美味。伊索有句名言："在平静中吃一块面包皮，比在焦虑中参加一场盛宴要好得多。"然而，父母们总觉得很难想出可以给孩子吃什么。所以，讨论食物和准备食物的方法可以帮助父母们创造性地思考——并且将它端到餐桌上来！在本章中，你将会学到如何策划、准备和呈现食物，并且学会设计一些充满灵感的菜单。不管你的厨艺如何，只要你的态度平静温和，都能对家庭饮食有很大的帮助，让厨房和餐桌成为孩子最想去的地方之一。

为全家人准备的菜单

在有挑食孩子的家庭中，家庭菜单上往往就那么几样孩子喜欢吃的菜。许多家长以前喜欢做菜，现在因为没有机会吃到自己喜欢的菜而感到忧伤，也因此失去了做饭的热情。但是，其实你们可以走出这条只吃孩子喜欢的东西的"车辙"！

"我想吃什么？"在试图满足其他人需要的情况下，这个简单的问题反而不知道如何解决。但如果你是厨师，并且是菜单的设计者，那么你就可以决定菜单的内容。家里有挑食的孩子让你觉得，当你在翻一本烹饪的书籍时，98%的书页都像不见了一样。但是，你可以做几道你喜欢吃的菜，让你对晚餐有所期待。当你坐下来吃你真正想吃的东西的时候，你不仅让孩子有机会接触到种类丰富的食物，而且你还能真实地让孩子看到享受不同的食物是什么状态。

 练习

列出你喜欢并且以前经常做的食物，或者你想学着做的食物：主菜、汤、炖菜、配菜、水果、甜品。从你家的食谱书或者你最喜欢的烹饪书里找一找灵感。

但是，如果你不是一个习惯尝试新食物的进食者，那么不要让你的偏好限制了你家的菜单。孩子有自己的想法，也有他自己独特的偏好，他喜欢的东西可能与你喜欢的不同。不要怕给孩子吃一些大人口味的食物。卡特娅就记得，有一次和朋友一起吃饭的时候，他的孩子碰都不碰软面包，但是却吃了好多泡姜。许多有感觉问题的孩子会更喜欢味道强烈一点的食物，比如咸的、薄荷味的、酸的，或者辣的，或者喜欢吃一勺一勺的芥末酱、辣酱和柠檬片。所以，对于感觉寻求者，给他们吃一些味道强烈的东西，或者甚至连你都不会考虑吃的东西，能够增加他们接受食物的种类。

跟快餐说不

想要每顿饭都满足每一位家庭成员的喜好是很难的，但是有一个更好的解决方法。你可以轮流供应各种类型的食物，这样每隔几天，餐桌上就会有某个家庭成员非常喜欢的食物。挑食的孩子喜欢吃的安全食物（同时其他人也喜欢）比其他食物上桌的频率可能更高，不过这没关系。

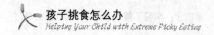

练习

做一个表格，列出孩子现在和以前吃的东西：在第一列，列出孩子几乎每次都会吃的安全食物。在另一列，列出孩子偶尔会吃的食物。然后再列出他以前吃过的东西。观察或者询问孩子是更喜欢咸的还是甜的，脆的还是更滑的食物。列出所有孩子能接受的调味品。

在孩子的列表背面或者下一页，列出你知道做的或者也想吃的食物，将主食、配菜等用同一种形式列举下来。

当你列出练习中所建议的食物后，圈出全家人都喜欢的食物，这些食物你可以做得更频繁。把这个单子贴在冰箱旁边或者放在抽屉里，让你能够经常看见。如果孩子的喜好有所改变，就在这张单子上添加或者划除掉相应的食物。下面就是上述食物清单的一个样板：

安全食物： 饼干（乐之）、椒盐脆饼、原味意面、米饭、
法式吐司、麦当劳原味汉堡、鸡块、用吸管吃
的香草酸奶、速溶燕麦

偶尔吃的食物： 罐装蜜橘、切成一半的无籽红葡萄、杯
装香草酸奶、全麦薄饼、原味豆子

曾经吃过的食物：冷冻豌豆、烤马铃薯、碎片芝士、原

味肉丸、樱桃棒冰、甜曲奇、水冲燕麦

以前不吃的食物：新鲜水果或者蔬菜、混合口味的食物、

大多数的肉类

喜欢的口味：甜的、咸的、顺滑的

接受的调料：番茄酱和沙拉酱

准备家庭晚餐、午餐，或者零食的时候，准备一些你想吃，或者你希望你的孩子能喜欢吃的东西。开始的时候，同时准备一到两种孩子会吃的安全食物。餐桌上可以既有店里买回来的烤鸡，又有微波炉里做出来的冰冻豆子，还有土豆泥和一碗椒盐饼干。尽管这样看起来有点奇怪，但是如果孩子来到桌子旁，看到有她可以吃的东西，知道没有人逼她尝试其他的食物，那么她就更容易放松下来，四处走走，看一看、闻一闻，甚至可能会用叉子戳一戳，最后尝试新的食物。

下面是结合了挑食孩子家庭成员喜欢的食物和孩子安全食物的一个菜单模板：

早餐：法式吐司、杯装酸奶、切碎的香蕉块（如果孩子

愿意并且有能力，可以让孩子来切碎香蕉）。早上妈妈还吃了炒鸡蛋。她多做了些，放在一个餐盘里，然后自己吃。

上午的零食： 椒盐饼干、罐装蜜橘、用吸管喝的酸奶（用全脂牛奶，既满足孩子的喜好，又能补充脂肪）。

午餐： 全谷物饼干、皮塔饼、生奶油芝士和抹油勺子（孩子可以用来抹上芝士）、火鸡午餐肉、葡萄。如果孩子已经够大了，就让她自己吃整颗的葡萄，或者让她用合适的刀自己切成半颗。皮塔饼、火鸡和牛油果是父母想吃的，妈妈可以将牛油果切成片，放在盘子里，孩子看到牛油果，如果想吃可以自己拿。

下午的零食： 半个削了皮切碎的苹果、混合肉桂糖、鸡块和椒盐饼干。

晚餐： 白米饭、烤鸡、微波炉热过的豆子、用平底锅炸过的加了芥末酱和胡椒粉的洋葱（父母可以吃提前切好片的蔬菜）、桌上放番茄酱，点心是香草味冰冻酸奶。

多久准备一次孩子喜欢吃的食物，以及每天为孩子准备几顿正餐和零食，都是根据情况调整的。如果孩子能吃的安全食物种类不多，那么每一顿正餐和零食都要给孩子准备一些安全食物，同时你要坚持有规律的进餐和零食时间，并且不要给孩子进餐压力。这样持续一段时间，或者当你发现孩子的焦虑情况有所改善之后，试试每天中有一顿正餐或者零食只给孩子吃他偶尔会吃的食物。不用担心孩子不会进食，因为几个小时之后，他就有另一个进餐的机会了，这时可以再给他吃他喜欢吃的食物。

如果家庭菜单上的食物局限于挑食孩子喜欢的那几样，那么其他的孩子就很难享有健康全面的饮食。家长们告诉我们，解决这个问题还有一个很重要的原因，就是怕年幼的孩子也模仿挑食的孩子，倒掉食物或者和大人讨价还价，以及其他不好的进餐行为。一位爸爸说："我们的小儿子现在喜欢吃小扁豆，但是他以前都没有吃过。现在我们更加意识到不能够限制他进餐食物的种类。"

通过制订菜单支持孩子的营养

家长们在实施这些步骤和准备菜单时，挑食的孩子的基本营养需求可以得到满足，而摄入量更受限的孩子也会从中获益。除了各种孩子们能接受的复合维生素和 DHA 嚼片之外，还有很多方法能够支持孩子的营养，又不给他们带来压力。家长们可以选择营养更加丰富，或者形式更加多样的食物。例如，用全谷物食物来代替细粮食物：给孩子吃全谷物饼干、白面包或者烤华夫饼。

营养补充剂怎么样？

孩子的治疗医生针对孩子的挑食问题给出的"解决方案"之一，可能就是建议孩子每天吃几次营养补充剂、风味谷物或蛋白棒。吃了这些甜甜的、美味的营养品，孩子的食欲将会再次受到影响，许多极度挑食的孩子越来越依赖营养补充剂，其他食物吃得越来越少——这让父母们感到非常失望。如果孩子之前进食时受到外界的压力，或者如果父母没有发现孩子存在口腔运动问题，那么这种情况会更加容易发生。下面的建议能够帮助孩子在喝补充剂的同时食欲不受到影响：

- 如果补充剂是孩子的主要营养来源，或者你不敢一下子停止让孩子喝补充剂，那么可以先让孩子在正餐或者零食的时间喝（不要在两者之间其他的时间）。

- 一段时间更换一次补充剂的品牌和口味，不要让孩子对某一种补充剂产生依赖。

- 用杯子或者普通的碗盛给孩子喝，不要让孩子对补充剂的包装产生依赖。

- 像康乃馨速食早餐或者阿华田（即溶食品）一样的粉
  末混合物比像小安素那样的预混合饮料更便宜。开始
  时可以在牛奶或者孩子接受的饮料里加入少量的粉末
  食物，当孩子习惯这个味道之后，再加大剂量。

- 将冰沙和其他成分混合，如牛奶、豆奶、杏仁乳、酸
  奶、蔬菜、水果、蛋白粉或者果仁奶油。可以问问你
  家的营养师有什么建议。但是不要和孩子喜欢的食物
  混在一起，比如速食早餐混合粉、儿童米粉、花生黄
  油、香蕉、杧果等。

偷偷添加其他食物的时候需谨慎

现在有很多烹饪书籍教父母如何偷偷地将某种食物加入到给孩
子吃的食物中，而不让孩子发现，于是很多父母都会将一些富含营
养的食物（比如山药）加到通心粉中。我们听说有一些妈妈在晚上
小心翼翼地烤布朗尼蛋糕，还把装菠菜的容器扔到车库的垃圾桶
里，隐藏证据。但是这么做也很有可能起到反作用。偷偷添加食物
的妈妈们担心孩子如果知道了，会不再信任她们。这种担心是很正
常的。而对于挑食的孩子来说，添加任何东西到原味的面条中都容

易被察觉，所以这并不是解决问题的好办法。如果偷偷添加食物的方法在你家行得通，那么你可以这样做，但是要十分谨慎。但是如果你不想让孩子知道你在偷偷地做事，那么你就要重新思考一下这个办法了。事实上，孩子也可能根本就不在乎你有没有添加其他东西进去。所以如果你想要添加一些食物或者酱来增加食物的营养，你大可自然地在孩子面前做，而不需要"遮遮掩掩"。孩子会觉得，你就是在做饭、准备食物而已。你可以像下面描述的这样做：

- 在松饼中加入切碎或者混合的胡萝卜或西葫芦（开始的时候先用剥了皮的）。让孩子来按食物加工机的按钮。

- 将胡萝卜汤或者甘薯放到意大利肉酱中。

- 用胡萝卜做薄煎饼。让孩子帮忙做糊，这样她就能看到是怎么做的。

- 用 1/4 的全麦糕粉加 3/4 的多功能面粉代替全部的多功能面粉。

- 在焙烤食品上加苹果酱。

你可能会想用新花样给孩子做他以前喜欢吃的东西，或者用孩子接受的配菜给他做另一种口味的薄饼。但是你最好提前让孩子知道，这些食物是怎么做的，这样他就不会因为担心这些食物里放了其他东西而拒绝之前喜欢的"安全食物"。你可以跟孩子说：**"这次我试了一下在薄饼里放了一半不同的配料。"**

榨汁或者剁泥

一些客户家里的榨汁机给孩子的进食带来了帮助。许多孩子都喜欢看到家长们把食物放到榨汁机里，看着汁液被榨出来。只要你的孩子能够接受，即使你榨出的只是汁液，它也是含有丰富营养并且味道不错的食物。如果经济允许的话，可以购置一款维他美仕的榨汁机。这款榨汁机功能强大，几乎能榨离所有的果肉。普通的食物加工机或者搅拌机，会因为最后留有苹果皮或者菠菜茎而被孩子拒绝。相比之下，孩子更容易接受用维他美仕加工的冰沙、冰冻水果球，甚至菠菜。（一些维他美仕的搅拌机的代理商会提供自制喂食管。）

如果你使用补充剂，将富含营养的食物混合到焙烤食品中，或者使用奶昔、果汁和冰冻水果球之类的食物来帮助孩子的营养摄入，那么确保孩子接触到原样的食物。就拿蓝莓举个例子：

- 将蓝莓完整地加入松饼中烘焙，或者如果你自己不烘焙的话，就直接买蓝莓松饼。

- 用蓝莓做一半的薄煎饼。

- 如果孩子的口腔运动技能允许的话，给孩子装一碗冷藏过的蓝莓。孩子可能会格外喜欢吃冷藏的水果或者蔬菜。

- 给喜欢脆食的孩子吃经过冷冻干燥的蓝莓，给喜欢有嚼劲的食物的孩子吃干蓝莓或者覆盖酸奶的蓝莓。

- 在酸奶中加蓝莓，或者买孩子喜欢的牌子的蓝莓味酸奶。

- 让孩子试试蓝莓果酱。

- 用不同的含有蓝莓的配料做酸奶、冰激凌或者燕麦圣代。

有时候，即使用了所有促进孩子营养吸收的办法，孩子还是不能通过饮食获得他所需的营养。在这种情况下，父母可以找一位注册儿科营养师，与他一起跟踪孩子的生长情况，寻求相关帮助。在限制或者强迫孩子进食之前，父母可以先考虑一下用喂食管辅助孩子的摄食。关于喂食管的使用问题请参考本书第四章内容。

如果你不做饭或者不会做饭

如果你不喜欢做饭、不知道怎么做饭，或者没有时间做饭，那么可以买一些准备好了的食物。最重要的事情是有食物上桌，为此任何有帮助的做法都是值得探索的。你可以等到有时间和精力的时候再去学习做菜（当你准备好了，可以试试约朋友一起参加一个烹饪班，或者来一场"女生之夜"或者"男生之夜"，尽情娱乐，学习新东西，找到做饭的灵感）。你可以参考如下选择，在少做饭或者不做饭的情况下保证能有食物上桌：

- 购买可用微波炉加热的袋装蔬菜或者主食。

- 购买可以直接带回家烤的面包（或者比萨）。

- 买一些新鲜的面条，只需要烧开水煮即可，再和预先准备好的酱一起上桌。

- 洗好的沙拉或切好的蔬菜和水果。

- 早上的时候将准备好的冷藏饭菜放到慢炖锅里加热。

- 全熟包装腊肠，可在微波炉或者火炉上加热。

- 整只烤鸡或者熟食店里已经去骨的肉食。

- 去餐食准备中心，在那里可以准备许多冰箱冷冻的餐食。在"简易餐食准备协会"网站可以找到这些中心的地址。

- 让其他人帮你准备餐食。向朋友要礼品券或者烹饪服务作为生日或者周年纪念礼物。如果朋友能答应帮你做饭，就叫他们来家里做一顿饭吃。

- 除了寻求朋友或者家人的帮助，还可以在你回家路上

路过的店里，打包现成的家庭餐食回家，或者让餐食

准备服务中心直接将餐食送到你的公司。

• 许多连锁餐馆有一些供家庭进餐的附加套餐，比如四

人份的主食或者配菜。

两个冰箱能大大简化家庭烹饪的工作。如果家里有空间，经济条件也允许，那么两个冰箱可以让购物的时间和经济预算都更加简单：你可以冷藏很多的餐食，可以冷藏特价的肉食，可以批发冷藏面包或者用来做冰沙的水果。一些特色饮品或者食物可能会很贵，所以当特价时大量购买回家冷藏会更加划算。

有条不紊

计划和准备餐食的主要工作是提前安排，做到有条不紊。这需要时间，也需要不断地尝试和从错误中学习。可能有时候，全家人都会遗憾在晚餐时少了番茄酱。所以，要尽可能提前计划好。先从列出周末大致的正餐和零食开始，你可以把你们现在吃的东西填进去。比如，如果你点了比萨，把它写进菜单里。

你可以去杂货店，买一些容易做又随时可拿取的东西回来，囤

在你家的食品储藏室和冰箱里，作为正餐或者零食材料——比如胡萝卜、酸奶条、芝士棒、压缩干粮、盒装牛奶、葡萄干、干果、袋装苹果酱、饼干等。这些食物，应该既有孩子喜欢吃的，又有他正在尝试接受的。要确保有孩子一定会接受的安全食物。

你可以搜索一些通用的资源来学习烹饪，比如埃琳·萨特的《健康家庭的喂食秘密》（*Secrets of Feeding a Healthy Family*），这本书中提供了做菜的菜谱、准备食材的建议，以及菜单的模板；还有《美国试验厨房快速家庭餐食食谱》（*The Americas' Test Kitchen Quick Family Cookbook*），这是另一本非常好的家庭餐食书籍，包括了从主食到最后一道配菜全面的指导。其他能够帮助你准备餐食的APP、网站和免费的食谱软件还有"玩转美食"（Spinning Meals）、"全食谱"（AllRecipe）、"美食家"（Epicurious）、"美味餐食"（Yummly）、"大烤炉"（BigOven）、"托尼的烹饪书"（Tonys' Recipe Cookbook），以及网站 plantoeat.com 等。

拿出一个周末来，清理一下你的碗柜和食品储藏室，重新开始备食。你可以先将孩子送到奶奶家，或者叫一个朋友来帮忙。扔掉那些过期的食物，把你不想做或者不想吃的东西送给别人，理好罐装食品、面食和调料之类的东西。列出你家食品储藏室里缺乏的食材，如果需要的话可以参考上述资源。如果你对自己家的厨房实在感觉无从下手，你可以雇个钟点工来帮忙整理。

考虑孩子的进食技能和喜好

如果你的孩子有特定的口腔运动技能问题，或者难以接受某些特定口感的东西，那么你要根据孩子的进食能力和忍耐度给孩子准备食物。孩子们都倾向于选择一条阻力最小的路走，（我们不都是这样吗？）但是让孩子舒适地进餐并不意味着只给孩子吃他们觉得安全的食物。父母可以汇总一下你所了解的孩子的进餐技能和对于不同食物的态度，再通过一些创造性的方法，来一点点扩大孩子对于不同食物的接受度。下面是孩子进食食物的类型与其所需的口腔运动技能的对照。如果你想知道孩子目前的进食阶段可以进食哪些东西，以及下一步该怎样引导孩子进食，提高她的进食技能，下文可以作为参考：

浓浆食物

包括第一和第二阶段的婴儿食物、苹果酱、酸奶、布丁、混合膳食、混合面食，以及肉汤。

这一阶段孩子需要的口腔运动技能包括吮吸（舌头上下或左右运动），以及勺子和食物进嘴后闭合嘴唇的能力。

带块食的浓浆食物

包括鳄梨色拉酱、炸豆泥、用叉子捣碎的香蕉、用叉子捣碎的蘸酱小方饺、燕麦片、鹰嘴豆泥、细磨或者混合的鸡肉沙拉，以及有软水果颗粒的酸奶。

这一阶段需要的口腔运动技能包括吮吸、勺子和食物进嘴后闭合嘴唇的能力，以及下巴和舌头上下运动的能力。

磨碎或者柔软口感的固体食物

包括汉堡包、磨碎的火鸡或者鸡肉、鸡块、鱼糕、炒牛肉酱、烤去皮土豆、鳄梨、香蕉块、软面食（如小方饺、蝴蝶型面团、饺型通心粉）、软面包、鱼肉、炸薯条、米饭，以及豆子。

这一阶段孩子需要的口腔运动技能包括吮吸、勺子和食物进嘴后闭合嘴唇的能力、下巴和舌头上下运动的能力，以及舌头左右运动简单处理食物的能力。

粗略切块的食物

包括什锦水果、切粒的蒸时蔬、切粒的软蔬菜（如黄瓜、西红柿）或者水果（如猕猴桃、桃子、草莓）、饼干、薯条、烤鸡肉以及较软的坚果（如腰果）。

这一阶段孩子需要的口腔运动技能有吮吸、勺子和食物进嘴后闭合嘴唇的能力、下巴和舌头上下运动的能力、舌头左右运动的能力，以及下巴垂直和对角方向运动的能力，还需要孩子的口腔能够

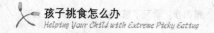
有将食物在嘴里压碎的力量。

双重、多重口感，或者较难处理的食物

包括苹果、葡萄、蓝莓、橙子、三明治、蔬菜汤、牛排、硬的生蔬菜（如胡萝卜、芹菜、花椒）以及硬的坚果（如杏仁）。

这一阶段孩子需要的口腔运动技能包括吮吸、勺子和食物进嘴后闭合嘴唇的能力、下巴和舌头上下运动的能力、舌头左右运动的能力，下巴垂直、对角和旋转方向运动的能力，以及能够在臼齿处磨碎、控制和持续咬食硬质食物的力量。

如上所述，很多孩子能够从进食较稀薄的粥食慢慢学会进食较浓稠的粥食。但是，有口腔运动技能问题的孩子可能无法控制快速从嘴里流过的流体食物。这听起来似乎有点违反直觉上的认识，但是这些孩子通常更擅长进食一些相对浓稠一点的食物，比如添加了婴儿米粉或者燕麦谷物的粥食。

满足孩子的感觉喜好

对于感觉寻求者，可以尝试给他们吃一些酥脆的食物，或者添加一些到你给孩子吃的食物中。父母可以列一个"脆脆食物"的清单，让孩子变换着吃，这样能够帮助孩子保持"口感"。有很多种烹饪方法能使蔬菜和水果产生各种酥脆和耐嚼的口感，如干燥冷冻、冷藏或者烧烤，味道可甜也可咸。许多孩子既要吃有酥脆口感的东西，又要求其能够在口中融化，那你可以考虑给孩子吃花园素食棒或者嘉宝星星泡芙，这些都是稍微嚼嚼就能融化的食物。另一种常给婴儿吃的食物脆谷乐，却不容易融化。许多感觉寻求者追求强烈的口味；珍妮说她一位客户的孩子很小就特别喜欢吃奇多泡芙，就是因为味道强烈！

练习

　　如果孩子只用门牙上下咀嚼食物，你可以模仿孩子的样子试一试那是什么感觉。在给孩子吃什么东西之前，先用孩子的方式自己试一试，这样能够帮助你更好的理解孩子的感受，以及他可能遇到的问题。

跳出常规思维（或者常规菜谱）

现在，网络上有成千上万的烹饪书和数不尽的菜谱。父母应该从孩子的喜好出发，寻找独特的适合你的。珍妮的儿子小时候愿意吃西兰花，但是后来不吃了。珍妮想了一个办法。她的儿子喜欢吃酱油，于是珍妮就用西兰花蘸着酱油给孩子吃，结果，孩子又开始吃西兰花了！爱吃口感酥脆或者较咸食物的孩子可能会喜欢吃顶部撒了意大利干酪并用烤炉烤得脆脆的，或者用粗海盐烤出来的蔬菜。

许多成功的家庭厨师都有一套代表性菜品，并且定期做给孩子吃。卡特娅发现，她每做四道新的菜，就可能会有一道达到家庭餐食标准（从这道菜的复杂程度、成本和口味上来说）。让全家人一起来为新的餐食做评估，问问他们是否喜欢以及为什么喜欢。如果有一道好吃又简单的菜能够被大家所接受，那么需要花费三四个小时做的鲜汤就不用经常做了。如果你认识一位优秀的家庭厨师，你可以请教她各种问题，观察她做饭，向她询问食谱，或者参观她家的食品储藏室（当然要在她允许的前提下！）。

引入新的食物

去你常去的超市，看看有没有什么新的蔬菜或者水果，或者去农民超市看看。如果你担心你买的东西孩子不会吃，浪费食物也浪费钱，那么可以只买一个，或者买一小包，而不需要买一整盒。要知道，浪费食物是这个过程中必然会出现的情况——至少暂时是。父母要重新定义"浪费"的概念——如果你都不给孩子尝试新的食物，那会浪费让孩子接受新食物的时机！一般来说，孩子在可以选择的前提下会更加想要尝试一些新的食物。你还可以通过下面一些方法来减少浪费：

- 买小分量的食物，或者和其他家庭合买。
- 做新的食物时，只做小份。
- 用带盖的碗盛食物，剩下的可以直接放进冰箱里。
- 做好，冷藏。
- 促销的时候，去买一些平常不怎么吃的食物。

一家人可以试试定一个"每周尝鲜日"，不施压地来尝试新的食物。如果你发现一种全家人都喜欢的食品，下次就可以多买一些。珍妮最大的儿子在他的西班牙语老师提过豆薯之后，就知道了有这种食物，他觉得这个名字特别棒，于是要求珍妮给他买一些。珍妮自己也没有吃过豆薯，但是他们在网上了解了一下，买了一些回来，试着用杏仁奶油做了一道酥脆豆薯片。结果，这道小吃成了一道新的全家最爱的菜！

准备肉食

许多挑食孩子的家长非常担心孩子蛋白质摄入不足的问题，或者说，孩子不吃肉的问题。通常他们的孩子只吃鸡肉。家长们可能觉得，如果孩子需要更多地摄入，那么多吃一些酥脆（不要太厚）的面包片就好了，吃鸡肉根本都不用咀嚼。父母们的这种想法我们能够理解。鸡块经常出现在那些被诊断有咀嚼问题的孩子的菜单上。

许多肉都比较结实、难嚼。下巴和舌头的稳定性或者协调性不是很好的孩子一吃这些肉，可能嚼几下就吐出来了。胃口敏感的孩子也可能一吃肉就吐出来。不用太长的时间，父母就能够发现自己的孩子什么肉能吃，什么肉还不能吃。准备符合孩子进食能力的肉食，能够让孩子进食成功的概率变大。下面是这方面的一些建议：

- 给孩子准备一张餐巾纸，这样他可以安全地把食物吐出来。

- 用慢炖锅把较硬的肉煮烂，分解肉食中比较结实的纤维。

- 把新的食物和孩子熟悉的食物混合在一起。试试将全谷物面包屑洒在鸡块上给孩子吃，或者用别的方式。把新做的食物和孩子原本吃的放在同一个盘子里，让孩子自由地选择。家长不要做什么评价。

- 用烘烤工具将肉食的外表烤脆，或者油炸沾了面包屑的鸡块、豆腐或鸡蛋，让这些食物表面出现一层酥脆的外皮。用涂抹酱料包或者自制的调料涂抹饼干（乐之或者金鱼饼干）。将培根炸得非常脆，或者用微波炉烤意式腊肠。

- 做菜时，用孩子喜爱的调味品（番茄酱、沙拉酱、照烧酱或者酱油）涂抹鸡肉、火鸡或者牛肉等肉食（包括肉丸和肉末），或者让孩子蘸着这些酱吃。给孩子吃碎肉时，配上孩子能够接受的酱料，比如炒牛肉酱、温的（或者热的）玉米面沙司、辣椒佐料，或者意大利面肉酱。

- 改变食物的外观。用饼干模型切割刀切熟肉或者芝士，用成块的鸡肉做烤肉串，或者把鸡肉、熟肉或者虾仁切成肉丁。端上芝士、饼干以及其他的东西(比如鹰嘴豆泥、鳄梨色拉酱、奶油芝士)，让孩子自己动手配出各种奇特的什锦小吃来。

- 如果孩子有口腔运动技能方面的问题，就给孩子吃烤鸡肉或者更软的猪肉块，不要酥脆的外皮。即使孩子嚼完之后把肉吐出来了，她也尝到了肉的味道，并且吸收了一些铁元素；同时孩子也练习了如何嚼肉。

- 将食物做成孩子能够接受的大小。一整个汉堡馅饼对孩子来说可能无从下嘴，但是像"肉丸"大小的小馅饼，孩子就可能会吃了。也可以用小面食做成油条。

- 试试迷你热狗或者玉米肠。

- 将鸡肉用切肉机切碎，放在碗里，再加上饼干，或者让孩子用勺子吃。加入酱、蘸料或者肉汤，让食物不那么干。

准备水果和蔬菜

　　蔬菜和水果吃得少，也是父母们非常担心的一个问题。蔬菜通常不会是孩子主动爱吃的东西，而且说实话，孩子很难学会喜欢吃蔬菜。水果比较甜，更容易被孩子喜欢，但是由于水果含水量高，一些水果又有籽，所以孩子也可能拒绝吃。父母可以试试用新的呈现方式或者加不同的调味品，来增加孩子尝试新蔬菜和水果的概率。比如：

- 给孩子吃生的蔬菜，或者把蔬菜当成"扛饿食物"给孩子吃。

- 配上蘸酱（如鹰嘴豆泥、花生黄油、焦糖、酸奶、酸奶油和洋葱）、色拉酱、酸奶调味品、番茄酱或者其他调味品。

- 不断地端上蔬菜,但不要作什么评价——不要忘了零食时间。

- 用不同的方式呈现食物。孩子可能不肯吃小胡萝卜，但是可能会吃硬币形的胡萝卜片、烤胡萝卜条或者胡萝卜丝。

- 添加油、香料甚至糖。加一点点糖能够减少蔬菜中的苦味，这样能帮助很多孩子克服不喜欢吃蔬菜的习惯。如将切块的胡萝卜炖在肉汤里，再加入半匙红糖或者蜂蜜，再加一点点黄油。

- 试试烤的蔬菜：甜土豆、南瓜、胡萝卜、绿色豆类、芋头，甚至秋葵。这些蔬菜有脆脆的口感，又带一点咸味——这种味道和口感很像孩子最喜欢吃的炸土豆片。

- 散装储存罐里有多种零食可以选择：杞果干、酸奶味葡萄干、大枣、素食条等。可以买一点试试。

- 吃饭的时候，给孩子配上不同的佐料（如芝麻、酥脆小方饺面），配上酱或者蔬菜。

食物的外观很重要

如果食物乱七八糟或者看上去非常奇怪的话，挑食的孩子可能一看到就不想吃了。孩子每吃一口食物，食物的形状、大小和外观都会变化，而这对于不喜欢变化的孩子来说，可能会让他们感到焦虑。大多数孩子都会经历一个看到调料或者蔬菜就转头离开的阶段。如果你的孩子要挑出松饼里的浆果，或者通过砂锅的边缘把食物往口里扒，就让他这样，不要说什么。让他自己把面包的硬皮剥下来，或者帮他一起剥。

许多孩子非常注意食物的外观变化，甚至是容器的变化。如果可以的话，不要用做菜的容器直接给孩子吃东西。孩子可能会喜欢用熟悉的碗，这时候如果厂家做了什么改变，或者你找不到孩子要求的那个碗时，可能会让你焦头烂额。下面是一些你可以参考的建议：

- 用更受欢迎的容器上菜，同时拿一只小碗，告诉孩子可以将食物舀到碗里吃。孩子会发现食物从一个碗盛到另一个碗时并没有发生变化。

- 做菜的时候不要加任何香料、胡椒或者切成块的植物配料，让大家在吃饭的时候自己加。

- 将餐碗放在孩子能够接触的范围内，给孩子几个小碗，或者一个自助托盘。

- 问孩子想不想把食物切小一点。把食物切开比把它们再重新还原要简单得多。孩子可能想吃整块的东西，自己一点点咬碎。

热食还是冷食

给孩子吃东西时，考虑一下食物的稠度和外观的变化，比如燕麦片。你会吃热的开胃虾品或者冷的炖牛肉吗？孩子也有他自己对于温度的偏好。如果孩子喜欢吃常温的食物，父母可以在热汤或者炖汤里加一点冰块、将食物放到冰箱里、搅拌，或者吹凉。如果食物凉了，而孩子喜欢吃热一点的东西，那么你（或者家里大一点的孩子）可以在吃饭的时候用微波炉加热一下。对于喜欢吃冷食的孩子，可以试试给他们吃一些冷藏的水果、蔬菜、酸奶或者冰沙块，让孩子尝试更多的味道；或者直接给孩子吃从冰箱里拿出来的东西。

建立通往新食物的桥梁

喜欢上新的食物就像学习一门新的语言一样。如果你完全融入一个语言环境中，你就不得不学习新的语言来表达你的需求和想法，因此学习就成了一个自然的过程。而接受新食物，也在孩子每天和你一起坐在餐桌旁进餐时默默发生——他会慢慢接受家人吃的食物。但是，孩子可能需要一道桥梁，来从自己这一头到达家庭餐

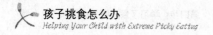
食那一头。建立好了这道桥梁之后，孩子的进餐情况就大不相同了。

适当的期望

你不可能指望一个运动发育迟缓的孩子像其他的同龄人一样学会骑自行车，你也不可能期望他在一个下午就学得会。父母希望看到孩子能够尽快地进食更多种类的食物，但是如果抱有不切实际的期望，往往很难看到孩子细微的进步。即便你的孩子一次次接触新的食物，也是需要时间的。同龄的孩子看到一种食物两次，最多10次之后，可能就能够接受这种食物。但是挑食的孩子可能需要几十次，甚至是几百次，才能接受。在孩子向着家庭进餐的桥梁迈出试探性的第一步之前，不要有挫败感，也不要放弃。

如果没有桥梁

如果孩子只吃加工的、重口味的食物或者快餐，而你却只吃原味的、低脂的食物（比如烤鸡、鱼、水煮蔬菜），那么你很难让他接受你喜欢的相对清淡的食物。正如一位爸爸说的："我实在不知道他怎么样才可以从吃鸡块和华夫饼转变到吃烤鸡和藜麦。"说实话，我们也没有办法。如果你吃东西只是因为知道这些食物对身体

242

健康有利，而不注重它们的口味，那么孩子很难有所突破。这样的话，这个大峡谷面前就没有桥梁了。

孩子根本不会为了他们根本无法理解的健康益处而主动进食，尤其是对于有进食问题的孩子，更是如此。如果你自己因为健康原因而进食，也可能会觉得进食很困难，或者很想改变你要吃的东西。而对于小孩子而言，只有在她觉得东西好吃的时候她才会进食，而且大多数人都更喜欢含有脂肪和味道好的食物。

通过"食物链"或者"淡化"来建立桥梁

你可以通过研究孩子喜欢吃的食物的特征（比如口感和味道），来帮助他找到更多能够接受的新食物。这个方法被称为连接或者架桥，但是更常用的是谢利·弗雷克（Cheri Fraker）创造的一个词"食物链"（Fraker et al.2009）。他有很多有用的建议，其中就包括许多"食物链"，让读者从一种食物延伸到其他的食物。比如，如果你的孩子喜欢吃芝士，那么你可以让他尝试芝士味道的饼干，在西兰花上放一些芝士酱，或者把芝士混合到打碎的鸡蛋里。如果他喜欢吃酥脆和甜的食物，可以让他试试爆米花，或者菠萝干。即使是添加一些调味品，也可以给孩子建立食物之间的桥梁。

练习

找出孩子喜欢的每种食物的 2~3 个特征。是酥脆的还是顺滑的？是咸的还是甜的？是多盐的还是多乳酪的？是干的还是湿的？是热的还是冷的？想一想类似特征的其他食物有哪些。

还有一个类似的方法，称为"淡化"，是指对孩子接受的食物做出微小的改变，比如添加少量的蜜桃酸奶到香草酸奶里，再逐渐地增加蜜桃的口味。"淡化"就是对一种食物做出小小的改变，而"食物链"则是通过像酥脆的口感这样一些属性将两种食物联系起来。

认知桥梁

对于有挑食问题的孩子来说，食物有一点点的差异都会让他们觉得害怕，因此对于这些孩子，家长们的目标就是帮助他们发现食物之间的相似性。还记得上文中提到的"鸡牛排"吗？将新的食物与孩子熟悉的食物联系起来，能够减轻孩子尝试新食物时的不安。你可以说："**这是芝士饼干，它吃起来有芝士的味道，**

但是又像你吃的其他饼干一样脆脆的。""这是像意大利面一样的面食，这是蝴蝶型的意大利面！""你知道我是怎么做西葫芦松饼的，这些是西葫芦—胡萝卜松饼。""你知道兔子喜欢吃胡萝卜吗？"

最后，可以给孩子加一些有趣的语境联系，比如：一个喜欢兔子的孩子如果知道兔子喜欢吃胡萝卜，可能会对胡萝卜感兴趣。一个有自闭症的孩子突然吃狗盆里的狗粮，让妈妈非常生气。但这时珍妮提出，用一个和狗盆一样的碗给孩子装食物的建议。结果呢？几天之后，孩子吃了 10 种新食物，并且孩子很快也可以用普通的盘子进餐了。这个例子说的就是认知桥梁——碗的视觉作用。

味觉桥梁

如果某种食物不好吃，那么孩子基本上不会想要吃第二次。如上文所述，营养不是绝大多数孩子的进餐动机，获得一种愉快的体验才是他们的进餐目的。但是孩子可以发现许多好吃的东西。家长可以先从孩子喜欢的口味入手：比如重口味的、咸的、甜的、酸的或者刺激的。列一份包含这些口味的食物清单，然后轮流在三餐中呈现出来。

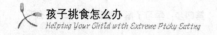
调料桥梁

父母们通常不太放心给孩子吃调料或者蘸酱，因为他们担心这样孩子就不会吃原味的食物，或者担心这些调料会让孩子摄入过多的脂肪、糖或者盐。父母应该把番茄酱和蘸酱当作是辅料，至少孩子不会把番茄酱浇在米饭或者玉米棒（但是即使孩子真的这样做，也还是有办法的）。许多大人吃牛排的时候喜欢配上牛排酱，或者喜欢加更多的辣酱油、盐、胡椒或者其他调料。孩子也应该有同样的选择权。

调料能够帮助孩子喜欢上新食物。如果孩子吃鸡肉的时候喜欢加番茄酱，那么她可能也会喜欢配着番茄酱吃其他的肉（或者土豆）。对于像肉这种比较结实又比较干的东西，调料和蘸酱能够带来一些水分，让这些食物更美味。在正餐或者零食时间，建议家长允许孩子选择番茄酱、色拉酱、自制蜂蜜芥末酱，或者辣酱等。

甜食桥梁

在食物中加一些甜味的东西可以使很多食物更加美味，尤其是一些本来就较苦的东西，比如西兰花或者球芽甘蓝。白糖是个不错的选择，但是还有一些既可以给食物带来甜味，又有营养价值的东西，比如蜂蜜、椰子蜜、龙舌兰糖浆、糖蜜等。苹果酱可以用在烘焙中，并可以在蛋糕的制作中代替一半分量的糖，或者做薄煎饼时作为甜味剂添加进配方。如果你在家自己烘焙，用熟香蕉来代替糖，或许能让布丁的口味变得更甜。你还可以将冰冻的香蕉和其他配料一起放到冰沙里。通过甜食的桥梁，家长们可以尝试让孩子接受不同味道和口感的食物。

流食桥梁

许多孩子对于流食没有像固体食物那么挑剔。家长们可以用果汁、花蜜或者冰沙来引入新的口味，这样比直接让孩子尝试一种新的食物要简单得多。你可以参考下面的一些做法：

- 如果孩子喜欢吃苹果汁，试试给他调一杯一半苹果汁一半苹果酱的饮料，配上可爱的管子。

- 将苹果汁和一点点酸奶混合，冰冻在带柄的冰块托盘里，或者放在冷冻果冻模具里，当作给孩子吃的冰食。

- 如果孩子喜欢吃橙汁，试试给他做橙子味的冰沙。

- 让孩子观察榨汁机，看看橙汁是从哪里来的，这样孩子可能会尝试直接从橙子里面吸取橙汁。

- 试试豆类和水果的混合饮料，这些饮料的稠度和牛奶是一样的，但是口味丰富，相比果汁能够提供更多的蛋白质、营养和能量。

- 用杯子给孩子吃比较顺滑的汤，比如西红柿、土豆韭菜或者白核桃汤。孩子可能不肯吃用勺子和碗盛的汤，但是他可能会用杯子像喝饮料一样地喝！

- 让孩子尝试果汁酸奶（橙汁和酸奶混合）或者可饮用的混合酸奶（如果孩子愿意接受的话，将牛奶加入酸奶中，再逐渐增加牛奶的分量）。

对于只肯喝水或者纯牛奶的孩子来说，可以采用上文中提到的"淡化"方法，往食物中添加口味。你可以先从改变食物的颜色开始。在水或者牛奶中滴入食物着色剂（也可以用天然的食物色素）。你可以一边做，一边跟孩子谈论这些颜色。告诉孩子加入这些色素之后饮料的味道并不会有变化，看看孩子是不是愿意尝试这些带颜色的水。如果孩子欣然接受，那么下次试试她愿不愿意往饮料中加有味道的冰块。用一半水和一半果汁混合（如果你觉得带颜色的冰块会让孩子觉得不安，那么先试试白葡萄汁），制作小块的果汁冰块，再让孩子自己夹一个到饮料里。开始尝起来可能没有什么不同，但是随着冰块融化，饮料味道会出现一些细微的变化。如果孩子感觉不好，就舀出饮料里的冰块，或者倒掉，给孩子纯净水。最不愿意发生的事情就是，原本孩子能够接受的安全食物也被列入了黑名单。如果往牛奶里加其他口味，家长们更要谨慎，因为牛奶还是孩子主要的营养来源。

如果孩子不喜欢喝饮料

饮料可以作为孩子通往新食物的桥梁，但是如果你的孩子不喜欢喝饮料呢？饮料喝多喝少孩子都能够保持健康。一些不喜欢喝饮料，或者喝的不够的孩子（尤其是有过抽吸经历或者饮用流体有困难的孩子），可能会有深黄色或浓缩的尿，或者慢性便秘。（脱水会加重便秘）这时候，父母不要逼孩子喝，就像吃东西一样，给孩子太多的压力只会带来适得其反的效果。先想一想孩子的感觉喜好或者口腔运动技能不足的地方，再来完善孩子的流食摄取。你是不是能以一种更简便的或者更有吸引力的方式给孩子喝东西呢？

- 对于喜欢较强感觉输入的孩子，可以考虑给他喝酸果汁，比如蔓越莓汁或者石榴汁，在饮料里加一些橙酸或者柠檬果汁，或者混合一些苏打水。

- 如果孩子的流食摄入很少，导致出现了健康问题，而他又比较喜欢有味道的饮料（比如 MiO 增强水、汉森天然果浆、水果汁等），你可以在两顿饭中间给孩子喝这些饮料；要注意不要影响孩子的食欲。（因为理想情况下，在两顿饭之间你只能给孩子喝水。）

- 试试用一个不同的杯子，运动水壶或者带吸管的杯子，给孩子喝饮料。一位妈妈说，她很惊讶，孩子竟然开心地喝服务员给他的一杯柠檬水，就因为那个杯子看起来很可爱。

- 让孩子使用冰箱饮水机，或者买一台孩子可以自己操作的水冷却器。给孩子更多的控制权能够激发孩子饮水的动机，以及对自己口渴的关注。

- 把杯子放在孩子触手可及的地方，比如放在水冷却器旁边的小容器里。

- 一些有口腔运动问题的孩子不喜欢稀薄的流食，因为这些食物流进口里的速度太快了。父母可以试试让孩子吃稍微稠一点的牛奶或者果浆，让孩子有一个吞咽的过程。注册儿童营养师可以提供关于食物稠度的一些建议。

- 可以试试用冰块、果汁或者冰冻的水果做成的冰沙。

- 让下午的零食时间成为喝心爱的饮料的派对。

- 在下午的零食时间, 用水果 (比如西瓜或者切碎的葡萄) 来增加营养的摄入量, 因为水果中蕴含丰富的水分和纤维素。

- 试试给孩子喝无咖啡因的水果茶, 比如柠檬或者浆果口味的; 热饮或冷饮都可以。如果需要的话, 还可以添加蜂蜜或者糖。夏天也可以让孩子喝冰茶。

- 用盘子或者杯子装一些碎冰给孩子吃, 给孩子一个勺子。还可以倒一些果汁到冰块上。

- 试试各种口味的牛奶: 巧克力牛奶、草莓牛奶、香草牛奶, 或者用不同口味的牛奶吸管。

- 让孩子试试吉露果子冻、冰冻果球, 果汁冰糕或者冰冻果子露当甜品。

- 给孩子准备 100% 果汁的水果罐头或者什锦水果, 让孩子喝罐头里的果汁。

和一个有经验的语言 – 言语病理学家一起提高孩子的口腔运动控制技能, 或者为孩子找到合适的杯子 (见 http://www.newharbinger.com/31106 的 "资源" 栏), 能够在孩子喝饮料的问题上创造奇迹般的效果。

孩子的选择也是一座桥梁

一些刚刚了解到"喂食职责分工"原则的家长会觉得，既然决定给孩子吃什么是他们的责任，那么在这个问题上，孩子就没有任何决定权，也不需要听从他们的建议。我们经常听到有家长问："如果孩子就要求吃以前给他吃过的东西怎么办？"其实这个问题也有一定的灵活性。有时候，当孩子提出要求或者自主选择的时候，他就更有动力去尝试一种新的食物，也就多了一座通往新食物的桥梁。只要总体上是你在决定给孩子选择哪种食物，采纳孩子在食物问题上的建议就没有问题，同时还能体现你对孩子的尊重，让孩子在食物问题上感到更加有控制权，帮助他减少焦虑。习惯自己拿零食和吃饭的孩子如果有机会参与到菜单计划中来，也会更加有主动性。你可以问孩子：**"你想吃乐士饼干还是奶酪饼干？""你想吃整只香蕉还是切碎的？"**或者说：**"你想放蓝莓还是草莓到你的冰沙里？"**

如果孩子建议晚餐或者零食吃什么东西，只要你觉得可行，就可以答应孩子。比如，如果她说："妈妈，我们今晚吃米饭和鸡肉可不可以？"你可以回答她："好主意！我现在就煮饭。"但是如果不行的话，你可以说："我们昨天晚上才吃过米饭。今晚我们吃面条好不好？你想吃直的面条还是波浪形的面条？"如果孩子不能决定，或者你可能会陷入跟孩子的谈判之中，那么就暂时先不要给孩子提供选择。

甜食和美味零食

我们在前面已经讨论过在正餐的时候给孩子吃甜品了。有计划地给孩子吃零食和孩子喜欢的食物能够帮助孩子学会克制。父母们可以一周一到两次给他吃他最喜欢吃的零食，让他想吃多少就吃多少。如果孩子经常偷偷地吃某些零食，比如糖果或者饼干，那么让孩子按时吃这些食物，能够帮助孩子学会控制自己的食欲。你可以每一顿正餐都给孩子吃一种甜品，再偶尔让孩子尽情地吃一顿她最喜欢的食物。

比如，孩子放学后，和他一起做他最喜欢的巧克力布丁，让他吃到舔干净勺子和碗。和孩子坐在一起，配着牛奶吃零食，也可以再给孩子提供几种水果，让孩子进食零食的种类更加均衡。如果零食大多数都是碳水化合物，比如糖果，那么可以试试给孩子一些含脂肪或者蛋白质的食物（也可以是带脂的牛奶）。

这个过程对家长来说可能会有些可怕，因为孩子一开始可能会吃很多自己喜欢的食物，甚至孩子可能会因此生病。但是，总是念

叨和警告他不要吃太多，反而会让他感到焦虑，而且更加想吃那些
东西（记住，孩子总是喜欢与父母唱反调）。如果你能够克制自己，
忍受他那样的进食，那么假以时日，你就会发现孩子吃这些食物的
量会慢慢地减少，并且不会那么频繁地想要吃这些东西。

把食物放好

如果孩子总纠缠着你要吃某种食物，比如某种饼干、格兰诺拉
燕麦卷、芝士棒或者袋装苹果酱，不让他们看到这些东西能够减少
他们的纠缠。（但是注意，孩子在童年阶段偶尔偷吃些食物是一个
正常的现象。）许多孩子看到曲奇饼或者喜欢吃的东西时，只要是
安全食物，或者如果他们觉得无聊，不管饿不饿他们都想吃。父母
应该把孩子喜欢吃的东西放在碗柜里，有规律地拿给孩子吃，这样
能够帮助孩子学会和其他食物一起均衡地进食。

特殊情况

如果孩子在学校吃不好，或者病了，又或者如果你们有一些宗教
信仰和饮食限制怎么办？即使在这些挑战面前，你也可以做得很好。

打包餐食

如果你总是希望给孩子打包更丰富的食物，但是孩子每次都原封不动，那么这只是满足了你养育孩子的心理需求。你可以给孩子打包他非常喜欢吃的食物，尤其是在一开始的时候。如果可以的话，轮流地给孩子吃安全食物列表里的食物，或者给他打包少量的更有挑战的食物。父母还要关注其他可能的障碍：

- 孩子有多少进餐时间？

- 他可以自己打开餐盒的盖吗？

- 餐食的温度有没有问题？能不能冷藏你给孩子准备的酸奶棒，让它们在午餐时间保持冰冻的口感？

- 午餐时间是不是就在休息时间之前，所以孩子可能会为了多一点出去玩耍的时间而吃得很快？

- 他是不是穿着防雪服，或者戴着手套、帽子吃饭，这样会不会让孩子觉得吃饭时行动不方便？

- 有没有大人或者其他的小孩给孩子施压？

父母要观察孩子的进展，并且按照孩子的节奏来一步步推进。一个挑食的孩子随着他的家人刚刚搬到国外时，非常焦虑，在新的幼儿园里除了花生黄油和果冻之外，什么东西都不吃。在开始的 6 周时间里，孩子的妈妈每天都给孩子打包他想吃的东西。随着孩子慢慢地学会当地的语言，交了一些朋友之后，孩子的焦虑减少了，进食物的种类也逐步增加。

记住，不要每天孩子放学回家的第一件事情就是问他午饭吃得怎么样，或者翻他的午餐盒。不管怎样，如果孩子午餐吃得不够，放学之后可以立刻给孩子准备一些食物或者零食。

如果孩子病了

当有挑食问题的孩子得了胃病或者感冒了，他们的父母有时候会被告知"不管怎么样"还是要让孩子吃得和平时一样多。许多家长都跟我们描述过，这样的做法对他们和孩子来说都非常艰难。

问题思考：当你病了的时候，你的食欲有没有变化？你是想吃更多还是更少？这与你是感冒了还是肠胃有问题有什么关系吗？

如果孩子身体不适，父母应该积极地回应孩子的需求，可以允许孩子喝冷冻汽水或者吃果冻，也可以允许他躺在床上直接用保温盒喝汤。这种情况下，父母可以暂时放松饮食习惯，满足孩子（以及父母自己）的需求。在孩子生病期间，父母要及时地跟孩子的护理人员沟通，了解孩子的状态。父母要有信心，等孩子好起来，即使需要一点时间，你们也可以重新回到有规律的饮食习惯上来。在我们的工作经验里，这种情况经常发生。

有进食限制时怎么设计菜单

当孩子出现一些问题时，不管是肠胃问题、便秘、行为或者学习问题，一些家长都会考虑采取饮食干预的方法来治疗。对于饮食干预治疗的研究，我们观察到的研究效果不是很明确，家长对这一方法也模棱两可。本书并不包含特定的饮食干预治疗的内容，但是如果你想找一个为孩子量身定做的饮食计划，STEPS+方法是你取得成功的关键。这个方法通常至少需要3~6个月的时间。对于一个已经在饮食问题上非常挣扎的孩子，实行排除饮食法只会加剧冲突，破坏孩子的食欲。通常父母应该先给孩子吃他们最喜欢吃的东西，比如通心粉、芝士、意面、面包和牛奶。父母不给孩子吃安全食物只会让他们变得更加焦虑，导致孩子的进食问题更加严重。

排除饮食法意味着你需要开始用新的方式准备食物、计划家庭餐食，以及完成其他的任务。在这个过程中，父母也不能对自己要求太苛刻，遇到问题要及时地寻求帮助和支持。下面的一些建议可能会对你有所帮助：

- 关注孩子能吃什么。

- 保持积极的心态。坚持完成其他步骤。不要"因为他不能吃其他的东西，所以他要吃喜欢的东西时，我都会让他吃"。

- 如果可以的话，全家人应该遵循相同的饮食计划。如果一家人吃某些东西，而给挑食的孩子吃别的，这种做法通常不会有什么帮助。可以考虑孩子的饮食限制，但是不要做得太明显，也要满足其他人的需求。（孩子的兄弟姐妹可以跟朋友出去吃芝士比萨吗？）

- 对于孩子能吃什么和不能吃什么，要实事求是。不要说这是"节食"。

- 关注孩子的感受，跟孩子说：**"你喝一般的牛奶总觉得胃疼，今天让我们来试试这一种。"**

- 用本章前面所描述的"淡化"或者"食物链"的方法，慢慢地改变孩子的饮食。

- 找到可以代替孩子能接受的食物的安全食物（如不含
  麸质的食物）。

- 坚持日常饮食规律，如果孩子在进餐时机之外的时间
  要求吃除了水之外的其他东西，都要拒绝他。要坚
  持享受愉快的家庭进餐。

对于排除饮食法，我们不确定它的成功要归功于排除某种食物，
还是更多地归功于父母对于均衡营养、准备食物以及共同进餐越来
越多的关注。但是，如果这个方法有效果（也就是孩子越来越快乐，
越来越健康），那么到底是什么原因也就不重要了。

宗教考虑

如果你的家庭的进餐习惯遵循某种宗教模式，那么希望你们能
够有一个共同分享这种进餐风格的社区。除了上述应对进食限制的
建议以外，有宗教考虑的家庭还应该关注和庆祝宗教文化和家庭联
系，以及特定的食物规定背后的原因。比如，父母可以和孩子讨论
为什么这种进餐模式可以让你觉得跟上帝更加亲近，为什么这对于
全家人来说很重要。

一些客户觉得宗教规定给孩子进餐问题的解决带来了阻力。比

如怎样在遵守犹太教进食教规的同时准备菜单，满足孩子的营养需求，或者怎样进行斋戒。如果你的孩子很小，或者身体在低血糖的情况下会出现问题，或者如果孩子不吃东西会感到很害怕，那么让孩子进行斋戒可能会有点过分了。这时候，你可以跟宗教领袖沟通这个问题，也可以根据你自己的道德观来判断，寻求解决方法。

目前为止，你已经完成了大部分的步骤，包括如何准备新的和旧的食物，并牢记孩子的饮食禁忌和喜好。下一章我们将具体指导你如何帮助孩子克服口腔运动问题或者感觉问题，以及是否和何时给孩子做相关的评估或者治疗。

第八章

第五步：

培养孩子的进食技能

如果孩子存在口腔运动或者感觉方面的问题，那么适合其他孩子的食物不一定会适合你的孩子。这一章旨在帮助孩子培养进食技能以及增加进食食物的种类，分为两个部分。第一部分是关于准备食物和给孩子呈现食物的方法，包括如何使用餐盘、餐具和杯子，这部分还探究了如何为孩子提供练习的机会，锻炼孩子的口腔运动稳定性、协调性以及感觉意识，提高孩子对各种食物的熟悉感和舒适感，让孩子能够更好地来到餐桌旁进食。

第二部分重点关注的是当上述建议以及 STEPS+ 的方法效果不够明显，让你犹豫着是否需要给孩子做评估或者治疗的时候，应该怎么办。这时候，你可能刚刚拿到医生的推荐治疗方案，或者可能突然意识到孩子目前的治疗方法不适合你们家庭的情况。这一部分关注的就是这些不同的方法：请谁治疗。如何为孩子找到合适的治疗专家或者治疗方法，以及怎么判断一种治疗方法的效果。不管孩子最终是不是要接受正式的治疗，你都能够帮助孩子在家培养进食技能。

培养进食技能和对食物的熟悉感

家长呈现食物的方式，包括食物的外形、盛食物的餐具以及食物"出场"的方式，这些都能够微妙地影响孩子对于食物的感受，以及孩子尝试这种食物的意愿。所以在本章中，我们首先要讨论的就是如何用不同的方式来呈现各种食物，这也是对于第七章所学内容的扩展。

自我喂食技能

用新的方式或者不同的方式呈现不同的食物能够培养孩子的自我喂食技能，尤其是如果孩子对勺子或盘子，或者在完成某项治疗任务时有过不愉快的经历。如果孩子存在口腔运动或者感觉问题，或者刚刚开始学习进食，或者出现了整体发育迟缓的问题，你可以试试下面这些办法：

- 允许孩子用手吃东西，或者边用手边用餐具。

- 准备两个勺子，一个孩子自己用，一个你喂他用。这
  样既让两个人都参与到任务中来，又给了孩子一定的
  控制权。试试舀一勺食物，然后递给孩子让他自己吃，
  或者让孩子自己舀一勺食物，然后你再喂他。

- 让孩子使用不带匙的长柄工具，比如木质的小棍、筷
  子或者商店里的学步儿童长柄勺（比如戈伯长柄辅食
  勺）。

- 试试让孩子使用玛莎·邓恩·克莱因发明的"Duo 勺
  （DuoSpoon）"：这种勺子两端不固定，表面有纹路，
  在孩子进食的时候能够给孩子带来不同的感觉输入。
  勺子的碗口非常浅，对刚开始学习进食的孩子或者正
  在培养进食技能的孩子来说非常好。

- 用某些器皿（或者非器皿）呈现食物能够激发孩子对
  食物的好奇心，比如一个大木勺、一个搅拌器或者一
  个平的塑料盖。

- 如果能够保证安全，可以试试让孩子用各种颜色和形
  状——剑、动物背部的刺等——的牙签取东西吃。比

如用牙签挑面条、从汤里挑出蔬菜，或者叉甜瓜块和鸡肉吃。

- 大一点的孩子可以用木签或者烤肉叉串切块的水果或者奶酪（或者任何可以串起来的东西）吃。一位妈妈惊讶地发现，从来不肯吃肉的 6 岁儿子在一次自助餐上竟然吃了 3 串鸡肉烤串。

- 教孩子如何使用筷子——一些亚洲餐厅会提供筷子连接器来帮助孩子拿稳。商店里也有各种有趣形状和设计的"训练筷"。

- 试试把孩子喜欢的（无毒的）玩偶形象融入食物中，比如比较流行的吱吱叫的长颈鹿或者可以嚼的珠宝。

- 一些又硬又脆的食物（比如大块的饼干）可以用来舀食。这会让那些不愿意使用勺子的孩子知道，食物和勺子是分开的。

- 给孩子用有隔间的盘子，这样食物就不会相互碰到。年幼的孩子可能会更喜欢有图案或者人物形象的餐具，大一点的孩子则喜欢那种类似咖啡店里的托盘那样简单的盘子。你也可以给孩子一个小一点的餐盘和几个小碗，让他们装不同的食物。

- 不要纠结孩子的餐桌表现。如果大家都觉得开心的话，就每周搞一次零压力的"奇妙之夜"活动，准备好可口的食物，不在意餐桌礼节，用有趣的方言谈话，用小拇指蘸着饮料吃，或者练习怎么使用镀银的餐具。

吸食的技能

口腔运动发育缓慢的孩子，可能很晚才学会用吸管或者直接用开口的杯子喝东西。一些孩子在停止使用奶瓶的时候会遇到问题，或者不习惯使用过渡阶段用的杯子或鸭嘴杯。这时候，父母的目标就是让孩子学会用符合孩子发育阶段的方法吸食。使用吸管是培养吸食能力非常好的办法，比鸭嘴杯更好，因为鸭嘴杯的形状与孩子之前习惯用的奶瓶差异更大，且对孩子的吸食能力要求更高。带吸管的杯子能够减少喝水时的洒落，也更便于外出携带。珍妮给吸食有问题的孩子推荐的一款杯子是一种有单向阀吸管的杯子，比如 Arks 鸭嘴杯（一种活动的带盖的杯子，能够帮助孩子学会吸食）。孩子吸食的时候，大人可以帮孩子轻轻地挤压瓶身，让液体往上流入孩子的嘴里，或者你也可以教孩子自己挤。如果是像上面说的带阀的杯子，饮料就可以停留在吸管里，这样一来，孩子就不会因为一次次吸不上来，喝不到而感到沮丧。对于生长发育正常的孩子，这一步不是绝对必要的，但是对于有些孩子，在较早的阶段多给孩子一些帮助可能会更好。

其他有专门用途，包括一些专门设计用作治疗的杯子还有：

- 杜瓦迪杯（DOIDY）：有一种独特的斜面设计，教孩子从杯缘喝水。

- 小鸡杯（Lollacup）：一个双把手、无阀门的杯子，有一根固定在液体中的吸管，即使把杯子倾斜孩子也能喝到杯子里的东西。

- 倍儿乐酷斯特不倒翁杯（Playtex Coolster Tumbler）：外形像外带的咖啡杯一样的保温杯，拿掉杯阀就是开口，不会造成太多撒漏。

- 倍儿乐第一代里尔带夹吸管训练杯（Playtex First Lil' Gripper Straw Trainer Cup）：可挤压的杯子，帮助家长教孩子如何用吸管吸食。

大一点的孩子可能会喜欢用大人用的杯子或者漂亮的吸管。家长们要注意不要给孩子用一些阀门很死的鸭嘴杯，那样会对孩子造成很大的负担，让对孩子来说本来就很困难的吸食活动更加艰难。下面是帮助孩子学会停止使用鸭嘴杯或者奶瓶的一些方法：

- 开始时，在正餐和零食时间让孩子使用鸭嘴杯，在其他时间则给孩子使用普通的杯子。

- 给孩子介绍新的鸭嘴杯或者吸管。

- 拧开杯子的盖，让杯子和杯盖呈现不吻合的样子，增加孩子对杯子的兴趣。跟孩子说："**蜘蛛侠就喜欢超人的杯盖！**"

- 吃饭的时候，让孩子用自己喜欢用的杯子和另一个开口杯一起喝饮料，这样孩子就有机会练习；或者在孩子学习进食的时候，让孩子在你的帮助下从你的杯子里喝东西。

一位妈妈说，她的儿子想喝水的时候，总喜欢去拿家里其他人的杯子，最后打翻杯子。孩子的手掌和手臂还不能用正确的角度控制好杯子，所以，这位妈妈就不得不每天给孩子换三套衣服！珍妮建议这位妈妈给孩子买一个有一定重量的双把手杯子，孩子可以从嵌入的杯盖中间的小孔喝水。杯子的重量让孩子的手臂感受到了更多的力量，这样孩子喝水和放杯子时，水就不会撒出来（杯子的底部较重，也能起到保持杯身直立的作用）。孩子用这个杯子喝了一周多的水之后，进步明显，学会了如何用其他的杯子喝水。此后，他再也没有打翻过爸爸的冰茶杯了。

咀嚼技能

咀嚼技能较弱的孩子通常会选择更容易咀嚼的食物（暂时不考虑味道、视觉吸引力等其他属性），他们喜欢软软的食物，在口里可以直接咀嚼，而不需要再咬碎，比如压缩干粮、芝士通心粉、土豆煎饼、酸奶、鸡块等，这些是他们为数不多喜欢的食物。这些孩子中很多已经在接受喂食治疗，主要是感觉问题的治疗。如果孩子很难咀嚼材质比较复杂的食物，大家一般会认为问题出在孩子的感觉上或者是孩子对食物非常敏感，而咀嚼缺陷的问题则经常被忽视。

对于有饮食问题的孩子，学习咀嚼是非常关键的。珍妮建议许多家长给孩子一些咀嚼辅助训练，并取得了很好的效果。（一些治疗专家反对咀嚼训练的方法，但是我们觉得，如果这些方法能够被孩子所接受，帮助到孩子，为什么不能用呢？）当小孩子开始锻炼下巴和舌头肌肉力量的时候，他们不是咀嚼食物，而是咬玩具、手指头、橡皮奶头、家长的手指或者衣服。许多咀嚼能力不佳的孩子在婴儿时期都有过口腔技能发育不充分的历史。家长可能会注意到有的双胞胎会有不同的表现：一个孩子从来不主动把东西放进嘴里，而另一个却时时刻刻不停地咬家长的手指，以及任何她能接触到的东西！

让孩子咀嚼一些固体的东西，而不用吞下去，能够给很多孩子探索食物的信心，同时安全地提高孩子的口腔技能和协调性。如果你把一段胡萝卜放到孩子口里，他可能会觉得很不安全，但是如果是一根橡胶棒，孩子就可以放心地咀嚼。这样的辅助工具还有咀嚼管、治疗管、NUK 牙刷等。利用这些东西，孩子可以练习口腔技能，而这对于孩子学习咀嚼和处理不同材质的食物非常重要。

使用训练工具

如果你觉得咀嚼辅助训练的方法能够在一定程度上帮助到孩子，那么可以找一位言语—语言病理专家，教你如何放置咀嚼训练工具，以及如何使用它们。如果你没找治疗师，或者想要自己在家尝试，只要孩子在咀嚼，他就能获益。如果孩子的口腔力量需要加强，那么最好不要在孩子进食的时候使用这些咀嚼工具，否则孩子的口腔容易因疲劳而无法好好进食，从而降低孩子的摄入量。下面是一些使用咀嚼辅助训练工具的方法：

- 用训练工具来蘸取食物，如酸奶、花生黄油、棉花糖或浓汤。

- 在正餐时间之外，或者在孩子在浴盆里洗澡的时候（如果那时候孩子很开心的话），或者在镜子面前给孩子使用咀嚼辅助训练工具。

- 做出咀嚼管子的样子，然后让孩子模仿你。教孩子怎样把管子放在牙齿上。

- 年纪小的孩子可能会觉得扮成小狗，用牙齿叼着骨头让你拉出来很好玩。

使用训练工具还有一个好处，就是帮助孩子在口里含着不能吃的东西。许多父母都抱怨说，孩子刷牙的时候总是很淘气，而让孩子学习接纳口里的东西，能够让刷牙变得更顺利和愉快。实际上，许多培养咀嚼技能的方法都可以用来教孩子刷牙。比如准备两支牙刷，一支给孩子刷牙，另一支给孩子让他帮你刷牙，或者让他在浴盆里一边洗澡一边拿着牙刷玩。在刷牙的时候，告诉孩子什么时候开始，什么时候结束。比如跟孩子说："**再刷三下就结束——1,2,3！**"这样也可以减少孩子的焦虑。

通过非食物感觉游戏来培养感觉技能

在尘土里打滚、在水里嬉戏、挖沙子或者用手指抹颜料画画，对于一些孩子来说可能是天堂，而对于另一些孩子来说则是噩梦：孩子的感觉偏好不同，这会影响到他们的饮食。从婴儿期第一次接触固体食物开始，大多数的孩子就尝试着自己触摸和探索食物的材质。通过观察和触摸，孩子慢慢地知道食物到了口里应该怎么咀嚼。但是也有一些宝宝并不会去探究，甚至会主动回避。对于一些有感觉问题或者挑食问题的学步儿童或者小孩来说，让他们回到探索游戏的阶段，接触不同的食物材质，能够提高他们对于不同材质的食物的舒适感和忍耐性，这样他们对不同种类的食物也会越来越熟悉。下面是关于感觉和探索游戏的一些建议：

- 装一大罐干扁豆或者大米，藏一些小东西在里面，让孩子找出来。

- 在大烤盆里放一些燕麦，不要放满，让孩子测量、舀取和玩耍。

- 让孩子用手指涂抹颜料画画，或者在洗澡的时候玩泡泡。

- 让孩子自己抓鸟食，放到喂食器里。

除此之外，网上还有很多关于感觉游戏的资源。很多感觉问题成为进食的主要障碍的孩子，通过专业治疗取得了很大的进步。这

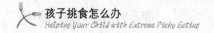

一点在本章后半部分会有所讨论。

问题思考：你会吃你连碰都不愿意碰的食物吗？

在治疗和进餐时间之外，培养孩子对食物的熟悉感

享受愉快的家庭进餐时光是解决孩子进餐问题的最终目的。但是，如果餐桌变成了一个带来负面情绪的地方，那么孩子就需要一个新的开始。找到恰当的方法，让孩子没有压力地进食，才能够让这种消极的状况得以扭转。放弃对孩子进食的热切期望，能够有效地减少对孩子的隐形压力，让孩子对事物不那么挑剔，从而扩大进食范围。

让孩子与食物玩耍

我们建议，家长可以让孩子参与一些玩耍食物或者品尝食物的活动；但是要注意，当你为了提高孩子对食物的舒适感而计划一些活动，目的性很强以至于让孩子感觉压抑或者有压力时，结果很可

能适得其反。一位妈妈就说，有一次她让孩子用布丁画画，孩子就大发脾气。所以，家长一旦发现孩子有焦虑或者抗拒情绪，就应该及时地放弃这个活动，让她玩她想玩的游戏。如果你家里有好几个孩子，可以让他们一起玩耍。家长要关注的是孩子们在一起玩耍的开心时光，而不是其他进食之类的问题，这样才能让挑食的孩子不觉得自己被孤立或者被施压。在带孩子玩游戏的同时，你还是需要做好一些其他的准备。下面是让孩子快乐玩耍的一些建议：

- 在室外用棉花糖弹弓发射棉花糖，看看能打到多远。跟孩子谈论有哪一只幸运的鸟或者麻雀可能会吃到打出去的棉花糖。

- 在浴盆或者大碗里喂玩具小鸭，或者玩具小鱼。

- 用糖果包装纸建造一个华丽的小屋。

- 用调料来玩"猜猜猜"的游戏。让孩子闭上眼睛，闻闻香草或者牛至。看看孩子能不能区分这两种调料。（注意，给孩子闻肉桂可能会过于刺激！）问问孩子，这些东西闻起来像蛋糕还是比萨。

- 让孩子帮忙整理家里的食物储藏间或者调料台。孩子通常喜欢整理东西，或者给食物分类。

- 用面包屑做面衣或者馅饼皮；让孩子把饼干放到袋子

里，用擀面杖擀碎或者用手捏碎。

- 如果孩子喜欢做手工活，让孩子拿五颜六色的调味品
（比如番茄酱、芥末酱、蛋黄酱、焦糖、巧克力糖浆、
棉花糖、花生糖浆等）做一件艺术品。加一些安全食
物（比如金鱼饼干）和孩子没有尝试过的食物（比如
葡萄干），你可能会发现孩子在做的同时，还会品尝
新的食物。

- 用西红柿或者柠檬制作"邮戳"，再用这些印了"邮戳"
的纸制作包装纸或者信纸。

- 在纸盘上画出基本的面部轮廓，再让孩子用食物填充
头发、眼睛、嘴巴等部位。

- 用牙签叉小块的食物，用钳子夹起来：把食物放在画
好的建筑图纸上，让孩子简单又迅速地了解新食物。

- 制作雪花冰激凌。在一个大碗里，放入 4 杯新鲜的冰
沙、1/2 杯多脂奶油、1/4 杯糖，以及 1/2 匙的香草（如
果你喜欢的话），再用大木勺搅拌。

你还可以在网上找到其他的建议。我们非常推荐的一个网站是
"玛莎·邓恩·克莱因进餐观念网"。

带孩子逛商店

去一家平时不常逛的商店，也许你会买一些没有给孩子吃过的东西。你也可以带孩子一起去探索那些未知的东西，来一场冒险之旅。孩子可以帮你找你平时会买的东西，也会指给你看他非常感兴趣的东西——他可能会让你感到非常惊喜！让孩子帮你一起数或者称食物的量，或者让孩子帮你做一些事（比如给你找3个橙子），可以培养孩子的自信心。一位爸爸就谈到，他有一次让3岁的儿子离开购物车去拿食物时，他发现儿子对于挑东西非常有热情。他说："他面前有很多选择，而且，他也有机会接触到更多的食物。"

练习

试着用3种新的食物来代替你平时购物清单中的3样东西。比如，如果你平常总是买新鲜的绿豆，试试买白豆或者罐装绿豆。

和孩子一起研究食谱

拿出你最喜欢的烹饪书，让孩子选一道菜，然后和孩子一起做出来。读出这道菜所需要的食材，或者让孩子帮你读出来。给孩子看食物的照片，或者直接上网搜索，让孩子看到最终的成品。如果孩子不肯选菜，或者选定一些很熟悉的菜品（比如薄煎饼），家长也要尽量保持平静。先做简单的菜品，然后去书店或者图书馆，买一些儿童烹饪书回来。大一点的孩子可以参与到菜单的制订中来，甚至可以帮些简单的忙，但是家长们不要逼孩子吃他们自己做的东西。不要说："你自己选的，至少得尝一口吧！"要感谢孩子帮你一起做菜。

选择、收集食材以及帮忙做菜的过程能够让孩子切实地接触食物，有助于孩子熟悉食物，也能为你们营造相处时的良好氛围。一位爸爸在厨房开着排气扇做饭，因为女儿对气味敏感。他们非常享受一起做饭的时光，孩子也接受了不同的食物。但是，如果孩子不想帮你做饭，家长们一定不要逼他们做，只是不断给孩子创造机会就行。毕竟，有些孩子喜欢在厨房帮忙，有些并不喜欢。

 练习

拍一些孩子帮忙做饭或者准备零食的照片。注意你满意的部分，以及你下次可能要改进的部分。制作一本家庭菜谱，让孩子取一些有趣的名字。比如，你们做的苹果酱可以叫"艾米的超级酱"。

丰富的菜园

孩子们通常会吃他们参与种的菜或者一起准备的食物，但是也不能保证所有的孩子都是这样。要始终记住的一点是，不要给孩子施压：

- 在菜园里种一些菜——什么菜都可以——就算是上下颠倒的番茄苗。

- 在院子里开辟出一个玻璃菜园或者一个小园地。不管你有没有园艺才能都没有关系。开荒、种植、施肥以及丰收的过程能够让你的孩子熟悉食物。

- 将发芽的土豆切成两半，将切口的那一端放在浅盘里，放在窗边，浇上半英寸的水。孩子可以每隔几天换一次水，观察土豆发芽的过程。

- 去桃园、苹果园或者草莓地参观，一家人一起去摘水果。

如果你不想，或者没有时间、空间和精力来营建菜园，到农贸市场或者杂货店可以看到各种食材。在进餐时间去，这时候孩子可能会有点饿，随身带一些安全食物。不要对孩子有过高的期望，但是要让孩子探究市场上的食材。给孩子一点钱，让他自己买任何想买的食材。你要做好准备，他可能会买一些他不会吃的东西。

　　珍妮和一位同事创建了一个社会技能小组，主要工作就是带有轻微自闭症的孩子种菜。看到孩子们挖土、做稻草人，最后收获食物，真的非常神奇。他们用自己种的胡萝卜做松饼，用洋葱做蘸料，然后将成品卖给家长。一个小男孩决定在卖出去之前，要先尝一下松饼的味道。孩子的妈妈看到孩子大口地吃松饼，惊讶得合不拢嘴。由此便开启了他和松饼的"友好关系"。你也可以带孩子种菜、做菜，甚至将成品"卖给"想吃的朋友。

解决出现的问题

　　我们工作的大部分内容就是想出一些应对常见问题的方法。这一部分我们将介绍一些解决方法，比如排除喂食干扰、为有口腔运动技能问题或者感觉问题的孩子准备食物、帮助孩子自我喂食，以及使用一些特殊的工具等。我们还会讨论一些比较少见的问题，比如嘴里存食或者过度塞食。

排除喂食干扰

　　许多家庭习惯通过干扰来转移孩子的注意力，从而让孩子多吃几口。一些孩子只有在看电视的时候才能吃东西；许多治疗方案里面也包括用看电视、玩玩具或者 iPad 作为奖励来鼓励孩子进食。这些都是外部的动机，我们觉得这些做法只会适得其反。干扰法通常只是在短期内能够"起作用"——这也是为什么要放弃这个方法会让父母很担心的原因。但是要知道，干扰法并没有教孩子如何进食。由于不恰当的喂食环境，孩子只会越来越脱离进食正轨，从长远来看，孩子其实进食变少了，因为父母的做法妨碍了孩子感受食欲。

愉快的、没有压力的家庭进餐，给父母与孩子之间爱的互动提供了机会，而这种家庭互动可以代替原本干扰孩子的那些东西。对于孩子来说，坐在餐桌旁进餐，没有电视或者玩具玩（也没有进食压力），是一种新的尝试，他可能会抗拒。下面的方法能够提供一些帮助：

- 先每天选择一次正餐或者零食时间不看电视或者玩玩具，然后再增加次数。如果孩子比较大，你可以让她自己选择哪一餐不看电视或者玩玩具。你可以说："**萨莉，你昨晚和我们坐在一起吃晚餐，我觉得好棒！和你边聊边吃饭真是太开心了。我们今天不玩 iPad，一起吃早餐好不好？这样我们就可以聊天了。**"

- 如果孩子不要求，吃饭前就不要拿出这些东西来。等到孩子要玩时，你可以说："**我喜欢吃饭的时候跟你聊天，但是电视的声音太吵了。来，先说说你今天过得怎么样？**"或者说："**Kindle 没电了，我们先吃饭，让它充会儿电。**"

- 可以跟孩子说，先吃 10 分钟，再看电视。如果 10 分钟之后你没有再提，孩子还会记得吗？大一点的孩子可能会说，先看 5 分钟再吃，吃饭结束前再看 5 分钟，也可以。

- 吃零食的时候，不要打开电视。你们可以一起玩游戏或者猜谜语。不要让孩子的注意力放在食物问题上，而是享受和父母在一起的开心时光。

- 排除你带来的干扰。关掉手机，或者放到另一个房间。你玩手机，孩子也会想玩。

- 如果孩子要看书或者玩其他的东西，也用同样的方法。跟孩子说："**我知道以前吃饭的时候我都允许你玩，但是现在开始我们要换一种方式了。现在我们只能吃东西或者聊天，不可以玩其他东西。**"

- 对于大一点的孩子，你可以跟他们商量怎么改变这样的习惯。询问他们有什么解决办法。

当你一开始尝试不给孩子看电视或者玩玩具时，你可能会因为孩子的反应非常焦虑不安，最终妥协。没关系，当你觉得合适的时候，再继续尝试。

其他的一些干扰还包括吃饭的时候吊着腿（可能让孩子变得躁动或者想去踢其他东西）、在行驶中的车里进食，或者有太多的视觉冲击。下面是解决这些问题的一些办法：

- 让孩子保持正确的坐姿，这样既能够减少坐着时身体的疲劳感，又能够提高口腔运动的效率。孩子更有安全感时，才会关注自己身体的饮食信号。给孩子准备一张有脚踏板、可调节的椅子，或者用坚硬的凳子或盒子做一个脚踏板。

- 避免在行驶中的车里吃饭。除了有噎着的风险，也会让孩子分心，吃得更少。有些孩子在车里吃得更多，因为她可能已经习惯了在车里进食，或者车里是她唯一感到无压力的进餐地点。当餐桌越来越舒服时，孩子就会扔掉这根无益的"拐杖"了。

- 简化装饰。如果孩子容易受到视觉冲击的影响，那么家长就要避免使用奇特的餐垫、筷子，显眼的餐盘、餐巾纸或者大烛台等。

向自我喂食的转变

一些治疗方案坚持让父母喂孩子吃饭，即使孩子已经有能力自己吃饭。如果你每天不得不给一个能够自己吃饭的孩子喂食，那么这对于你和孩子来说都是一件非常烦的事。让孩子向自我喂食转变，目的和蒙特梭利①（Montessori）的教育目的一样，就是"教我自己做！"下面是帮助你和孩子促进这一转变的一些建议：

- 把孩子的食物切成条状而不是片状，这样便于孩子自己用手拿着吃。

- 用叉子给孩子叉上食物，或者先装在勺子里，这样孩子吃饭时就不会那么不安。每种餐具都准备两套，以作备用。

- 用边缘高一点的碗或者餐盘，避免食物洒出来，或者用吸杯防止食物滑出来。

- 一些孩子不喜欢把手弄得脏兮兮的，坚持要用勺子吃饭。你可以放一块湿毛巾在餐桌旁，可以随时帮孩子

---

① 蒙特梭利：意大利著名女医学博士和教育家，在幼儿早期教育方面提出蒙特梭利教育理念，全球影响非常深远。——译者注

擦手。等孩子大一点，你可以教她自己擦手。这可以
让她学会自己动手做事。（如果她不介意弄脏手或者
下巴，就等孩子吃完再整理。但是对于一些孩子来说，
用勺子刮下巴边上的食物，会让他们觉得很不舒服。）

如果你担心孩子的自我喂食能力，尤其是当孩子需要辅助工具
时，你可以向职业治疗师寻求帮助。

嘴里存食怎么办？

当孩子嘴里含着食物的时候，你不知道他们是因为淘气这样做，
还是想等会儿再吃。孩子嘴里存食不但会增加孩子噎着的风险，而
且妨碍了孩子的进食和吸收。如果孩子的嘴巴已经有东西了，就很
难让他再吃下一口。一些孩子之所以把食物留在嘴里，就是不想别
人再让他吃更多的东西。在这种情况下，一旦不施压，孩子的问题
行为自然就没有了。但是，大多数孩子嘴里存食都是因为他们没有
意识到自己嘴里存着食物，或者不知道怎么停止存食。父母可以在
桌上放一面小镜子，在吃饭前拿出来，告诉孩子要"随时检查"嘴
巴里有没有存留食物。你可以说："这个小镜子是给你用的，你可
以从镜子里看到嘴巴里还有没有食物。如果有的话，你就要吞下去，

这里有饮料，可以帮你吞下；你想吐出来也可以。"孩子可以自己拿着镜子看。确保她有水可以漱口。如果食物卡在嘴巴某个地方，很多孩子都不知道怎么办，这时候就要靠水或者饮料来漱口了。

过度塞食怎么办？

还记得第二章中提到的感觉运动环吗？感觉系统传递感觉到运动系统，嘴巴再做出相应的反应。如果感觉系统出现了什么小问题，那么孩子就可能往嘴巴里面过度塞食物。由于孩子无法感觉到嘴里的面包，所以他要塞很多面包进去，才能够感受到面包的存在。但是，如果嘴巴塞得太满了，就没法用舌头搅动食物，促进唾液分泌消化食物。这样一来，孩子没法把食物吞进去，最后不得不全吐出来。要减少孩子过度塞食的行为，就要"叫醒"孩子的嘴巴（即激活感觉系统），让孩子能够正常地感受食物的存在。试试下面的方法：

- 让孩子吃比较酸的或者冰的饮料（柠檬或者蔓越莓果汁）。

- 饭前，让孩子在嘴里玩一玩电动牙刷。

- 在餐桌上放一小碗脆的或者冰的食物（比如椒盐饼干棒、冷冻青豆，甚至是碎冰块）。

- 有些发育迟缓的孩子可以通过视觉指导来避免过度塞食，比如用剪切画或者真人实物图示：第一步："我吃一口"；第二步："我嚼一嚼、往下吞"；第三步："我吞下去了吗？是的"；第四步："我再来一口"。这是一种帮助孩子改变过度塞食的好办法。

这些做法对于大多数挑食的孩子来说都没有必要，因为这可能会让我们更加关注孩子，从而给孩子带来压力。但是对于感觉或口腔运动问题比较严重的孩子，或者能够接受这些方法的孩子，这些方法还是很有效果的。

如果孩子还是呕吐怎么办？

如果你完成上述步骤，孩子还是呕吐，那么就可能还有其他的问题。焦虑可能是一个主要的原因，所以你可以回到第四章关于压力的部分，确保自己没有给孩子带来压力。如果你觉得焦虑并不是孩子呕吐的原因，孩子想要吞食，只是一吞就吐，那么还有可能是孩子的感觉和运动系统不协调的问题，就像过度塞食一样。食物还没嚼烂，孩子就觉得口齿疲劳，于是匆匆地吞下食物，最终导致呕吐。如果孩子舌头运动不协调——在没有食物的时候，孩子的舌头可以正常运动——那么往嘴里加食物，只会让问题更加复杂。孩子可能无法控制最里面或者旁边的食物，最终导致呕吐。如果没有以上的问题，而你又非常担心，那就向感觉运动发育迟缓方面的专家寻求帮助。

评估孩子是否需要治疗

当孩子的医生或者老师建议给孩子做一个评估时，家长们可能会产生各种反应。他们可能会觉得问题解决有望，或者觉得很尴尬、不满，或者他们并不希望让孩子受到嘲笑和如此细致的检查。这一部分强调的就是关于评估和治疗的一些事项，包括是否需要治疗、如何诊断，以及如何设定目标。

如何判断孩子是否需要评估？

在第二章中，我们讨论过，要区分正常的口腔运动和进食技能差异与可能需要专业治疗的口腔和进食问题非常困难。可供参考的喂食问题诊断标准涉及发育正常，以及虽然缓慢但是也有进展的发育的方方面面。如果孩子出现以下任何一种问题，那么可能就需要进行评估了：

- 孩子体重减少。

- 孩子的体重没有正常地增加。

- 孩子出现吞咽困难的问题，例如把食物呛到肺里导致
  肺部感染（抽吸问题）。

- 孩子经常呕吐。

- 在孩子 15 个月大之前，在连续 3 个月无压力地给孩子
  提供合适食品的情况下，她还是没有办法断掉婴儿食
  品或者粥食。

- 孩子进食的时候看上去很沮丧或者很痛苦。

总的来说，如果你觉得你不知道该怎么办，急需指导，那么带
孩子去看治疗师总不会错。一个好的喂食治疗专家能够整合孩子的
各方面问题（包括孩子的问题史、眼前的问题以及喂食的进展），
综合判断，最终给出诊断和治疗计划。如果你现在还不想给孩子进
行喂食治疗，那你随时可以重新评估，以后再做治疗。

谁提供喂食治疗？

一般来说，一个言语－语言病理学家（又称为言语治疗师）
或者一位职业治疗师都可以提供喂食治疗。有时候，心理学家或者

行为专家（国家认证行为分析师）也可以处理进食问题。尽管言语－语言病理学家和职业治疗师接受了专家级别的训练，但他们大多数的喂食知识还是在一些继续教育的课程中获得的。我们从许多父母那儿了解到，父母最看重的是治疗师的知识、经验和沟通能力。

专门解决喂食问题的言语－语言病理学家接受过相关的训练，能够评估和治疗孩子的口腔运动技能问题和吞食问题（吞咽障碍）。他们精通孩子的发育过程，能够给孩子提供适合其年龄和发展需求的帮助。部分有经验的病理学家也熟悉感觉和运动发育方面的知识。

职业治疗师主要关注的是孩子的感觉问题，他们最在行的是帮孩子获得自我喂食所需的精细运动技能和大肌肉运动技能。孩子可以通过他们指导性的游戏或对环境的调控来解决感觉问题。一些职业治疗师还接受过吞咽和口腔运动技能方面的额外培训，虽然这并不典型。他们最擅长治疗触觉敏感、有全身感觉差异或者自我喂食能力差的孩子。最终，孩子可能会在职业治疗师和言语－语言病理学家的协调帮助下得到一定的发展。

建立你的团队

不管你是和单独的职业治疗师、言语－语言病理学家或者一个喂食小组合作，他们（营养师、肠胃医生或者儿科医生）之间的良好沟通都非常重要。如果有一位你非常信任的人，你可以通过她来认识更多的人。但是要记住，肠胃医生或者过敏专科医生在喂食方面可能都没有受过专业的训练。当他们在喂食治疗问题上有什么异议时，父母应该及时跟喂食治疗师进行沟通，而不是擅自改变喂食治疗方案。而且，父母最好让他们能够直接交流。父母自己要保留一份孩子治疗方案的相关记录，确保大家所做的工作在往同一个方向努力。当营养师的记录和肠胃医生的记录出现分歧时，父母也有自己的记录作为参考。

初次评估

治疗师可能之前就对孩子的情况有所了解，但是，第一次评估时，父母还是需要充分和治疗师沟通，表达自己的担忧，以及回顾孩子的病史（如果孩子能够理解你们说的话题，就不要让孩子听到）。父母可以提前问清楚需要带哪些记录或者食物。有经验的言语－语言病理学家会在孩子空腹的情况下先观察孩子的口腔运动技能，然后再看孩子如何咀嚼食物、如何处理食物，以及她对食物的态度。接着，治疗师会跟你一起讨论检查的结果和发现的问题，并给出进一步检查或转诊的建议。在理想情况下，初次评估需要持续 90~120 分钟的时间。一般来说，珍妮就是先给孩子做一个 60~90 分钟的评估，然后再花

30分钟与其父母沟通，回答父母的问题，并交流检查结果，提出相关建议。

评估结果能给家长带来一些深层次的认识，这种认识有时候本身就是对家长的安慰。一位学前班孩子的妈妈说："如果我早就知道他就是不能吃那种食物，我也就不会感觉那么失望了。"她之前一直给孩子吃带皮的苹果，但孩子总是嚼完又全部吐出来。这位妈妈觉得孩子就是在调皮捣乱，然而后来在一次评估中，医生发现孩子不能旋转或者来回地嚼东西（这通常是为了磨碎食物），所以他才无法吞咽苹果皮。孩子喜欢苹果的味道，并且一次次地尝试，但就是吞不下去。在评估过程中，珍妮削掉苹果皮，再切成一小片一小片，结果孩子终于吃下去了。通过这件事，妈妈知道自己的孩子为什么也不能吃其他的一些食物。家长有时候也需要被倾听和理解，这样他们对于孩子的喂食问题才不会感到那么愧疚和茫然，也能带给家长们让孩子重回正常饮食轨道的信心。

做完全面的回顾和评估之后，家长才可以决定孩子是否需要接受治疗，哪种治疗方法适合你家庭的情况，以及以什么样的频率来进行治疗。这时候，一位能给你很多帮助的治疗师，就像是你从高处跌落时接住你的一张网。

好的治疗方法是什么？

好的治疗方法应该符合孩子的生长发育特点，同时又能够帮助你和孩子。它也会提供孩子进食情况的信息，帮助你在家促进孩子的进食。治疗师还可以帮助你发现孩子取得的进步。

符合孩子的生长发育

成功的治疗方法会综合考虑孩子的生理年龄和发育年龄。这意味着，要让孩子进行一些与他的年龄、兴趣、能力以及性格相匹配的活动。当某些家长被告知要让他们 9 个月大的孩子每天在电视机前坐几个小时，以便能让她进食，我们觉得非常不可思议。而另一个极端的例子是，让一个 11 岁的孩子坐在卡通人物堆里，玩他一点都不喜欢的布丁画画。

帮助你和孩子

好的治疗方法能够帮助你更好地完成父母的角色，帮助孩子做他自己，并且支持整个家庭的需求。喂食治疗师的基本工作就是解决你家的饮食摄入问题，告诉你要给孩子准备什么类型的食物，怎么呈现食物，以及帮你想出有创意的家庭餐食来。治疗师对于你和孩子的问题必须要有足够的耐心。如果你觉得孩子受到了逼迫，或者要做一些他还没有准备好的事情，那么这样的方法就没有起到支持的作用。我们听说有些家长不情愿地让孩子和治疗师单独相处，是因为他们在等候室里有时会听到孩子一声声尖叫。期望每一个孩子都能够跟陌生人好好相处是不现实的，尤其是一点适应和过渡的时间都没有时。这些孩子被迫去面对一些他们还没有准备好的任务，在这种情况下，他们的进食不可能取得进步，因为孩子很焦虑！

让你成为孩子的治疗师

治疗师应该告诉并向你示范如何让孩子与食物产生互动。在喂食治疗的早期阶段，主要由治疗师对孩子进行直接的干预，之后可以将任务慢慢地转移给家长。这样的做法一直被认为是最佳的。如果孩子只肯和治疗师在一起吃东西，却不肯跟你一起吃东西，那有什么意义呢？孩子可能一周与治疗师相处的时间只有一个小时，那剩下的 167 个小时怎么办？

治疗师应该用咀嚼管示范如何咀嚼食物，让孩子来模仿。在德克萨斯大学达拉斯分校卡列尔沟通障碍中心（University of Texas-Dallas Callier Center for Communication Disorders）珍妮 STEPS 课程中结课的家长们说，对她们来说最有用的是治疗师示范和教她们怎么帮助孩子进行力量练习或者吐出食物。如果你的治疗师没有这样做，你可以要求她。治疗师与家长之间的互动应该和她与孩子之间的互动一样多，或者更多。

　　给你带来帮助意味着治疗师还要考虑你的需求。你是不是觉得被治疗方案压得不舒服？一位妈妈就是如此："如果不给孩子吃菜泥，我就会非常担心，但是我的治疗师总是不让我喂，又不向我解释原因。我就一直偷着给孩子吃菜泥。我觉得我根本无法告诉治疗师真实情况，因为他一定会阻止我的。后来我们新的治疗师听我说了这个问题，于是建议我一边给孩子吃菜泥，一边给他吃些饭，这样我才放心了，至少亨利吃了一点东西进去。"如果你觉得你自己的压力很大，或者受到一些恐吓策略或者喂食管方法的威胁，又或者你觉得你没有办法诚实地跟治疗师进行沟通，那么你们就不是一个有效的团队。

让你看到你自己发现不了的一面

　　当你看到孩子每天都不肯吃东西时，你会觉得寸步难行，不知道怎么解决问题。而喂食治疗师这个时候应该能够指出你没有发现的解决方法。一位妈妈就说，当治疗师告诉她怎样喂食才能让孩子更好地闭合嘴巴时，她突然又有了信心，也不会再像以前那样盲目地要求孩子进食了。

喂食治疗要持续多久？

　　父母总是在一开始进行喂食治疗的时候就问，这个过程需要持续多久。有一些孩子在父母的家庭治疗下，只需要几次治疗就能够取得显著的进步，但是也有一些孩子需要强度更高的治疗，即职业治疗，来帮孩子接受食物，或者习惯其他的触觉体验。直接的喂食治疗有很多种形式，强度和持续的时间也由多种因素综合决定。例如，从来不肯直接用嘴巴吃东西的孩子需要的帮助和治疗时间一般比肯吃东西但是很挑食的孩子要多。如果孩子以前接受过治疗，但是受到了逼迫或者感到很焦虑，那么孩子需要花费很长的时间才能重新信任家长和治疗师，取得进步的时间也会更长。

治疗的连续体

我们接触到的许多有过失败治疗经历的家长知道还有其他治疗选择时，都感到很失望。他们会问："为什么没有人告诉我还有其他的选择？"这一部分内容会介绍其他的治疗方法，帮助家长更好地做出决策。

有许多关注感觉、口腔运动技能或者进食行为的治疗方法。可以把这些治疗方法想象成一个连续体。在其中的一端，喂食者完全依赖孩子身体内部的进食需求。也就是说，孩子在没有压力、愉快的家庭进餐环境下，从日常生活饮食中学会了口腔运动技能，熟悉了各种食物。这是大多数孩子获得进食技能的方式，尤其是当父母给孩子提供了很好的支持和食物信息时。

　　由这一端前进，接下来就是由言语－语言学家或者职业治疗师基于感觉运动或者游戏进行的干预治疗了。治疗师可以直接和孩子接触（有时候是短时间的或者间隔性的），但是主要还是需要指导孩子的护理人员，让他们发现孩子的饮食需求，让孩子根据自己的节奏进食，鼓励孩子自己控制饮食，听从自己身体内部的需求。这种方法跟珍妮的治疗方法很接近。一个孩子可能在不接受治疗的情况下需要几个月，甚至几年的时间才能取得进步，但是有了直接的感觉运动技能治疗，孩子在短短的几周内就能取得相同的进步。

　　再往后，这个连续体就到了游戏或者系统性脱敏治疗法了。这一方法不带任何压力，旨在减少孩子的焦虑，让治疗变得有趣。它通过一些积极的强化（比如表扬孩子，或者别的外部的动机）来让孩子多吃一点。在这种方法背后，是治疗者认为挑食的孩子无法感受到自己身体内部动力的观点。通常食物已经装在盘子里，孩子通过吹或者吻食物来把食物推出盘子，就算完成任务。这种方法需要一步步增加孩子对食物的舒适感，首先让孩子坐在某种食物边上，然后让孩子用餐具碰触食物，再用手指，或者用食物去碰孩子的手臂、脸颊、嘴巴等。但是，有些孩子会觉得有压力，因为在整个过程中，所有的注意力都在孩子身上和食物上。此外，这个方法对那些对表扬和奖励没什么兴趣的孩子来说，也没有明显的效果。

除此之外，一些诊所的专为成人设计的治疗方案中，也会用到积极强化的方法（如玩玩具或看电视）作为孩子进食的外部动机，并且倾向于在孩子不吃东西时惩罚孩子。更进一步的治疗包括日间患者治疗，既有消极强化（比如，孩子不吃东西就不能出房间），也有积极强化（玩玩具或者看电视）。

日间治疗和住院治疗通常采用应用行为分析法，也称行为修正法。这种方法通常一天给孩子进餐 5~6 次，家长们也要离开孩子的视线范围。当孩子吃一口时，她就能得到玩具或者看一会儿电视，如果孩子不肯吃，就什么也没有。这一治疗方法的重点是孩子进食的量，而没有考虑孩子进一步的生长发育、口味的偏好或自我喂食技能的发展。治疗连续体的另一端，是孩子完全依赖外部动机进食，内部动机完全被外部动机压制。最极端的治疗方法是拴住孩子强迫喂食——我们觉得这种做法是任何时候都不应该考虑的。我们认为，如果孩子的营养问题真的非常严重，就算是用胃管喂食，也比强迫孩子进食要好。

我们听到越来越多的心理学家说，他们用上述方法治疗时，都以失败告终。一些治疗师们又建议孩子接受"泛滥疗法（flooding）"或者"暴露疗法 (exposure therapies)"，这些治疗师通常都没有受过专业的训练，或者并不理解喂食问题的复杂性，只会试图通过一些制造焦虑的方法解决喂食问题。正如我们在第四章中所描述的，最好先单独解决孩子的焦虑问题，而暴露疗法则可能加重孩子在进食问题上产生的压力和焦虑。

将 STEPS+ 的方法融入某些治疗方案中

家庭进餐、降低焦虑以及建立日常饮食习惯对于几乎所有的治疗方案都有帮助。我们常常听到家长们说："我们在家的时候没有给孩子进餐压力，但是在学校里，职业治疗师总想试试，看她能不能让孩子在吃零食的时候尝试更多的水果和蔬菜。"或者"帮助孩子做如厕训练的行为学家，想让我们做一张奖励图表来鼓励孩子进食。"在上文中，我们提到的那些依靠外部动机和压力的治疗方法与 STEPS+ 的理念是相悖的。虽然这些方法的重点是让孩子接受不同的食物，或者进食更多的食物，但是它们却弱化了孩子的内部动机，增加了孩子的焦虑和抗拒情绪。如果孩子有能力的话，可以试试本章提到的口腔运动练习和相关的建议，但是一般来说，如果孩子同时在进行行为治疗，或者在做一些脱敏治疗的话，那么孩子的进步必然会受到影响。

找到合适的治疗方案或者治疗师

在喂食治疗这一领域，单个的治疗师很难获得综合全面的能力训练，不同的治疗师的技能和经验都不一样。所以，家长们可能就需要多方走访，来寻找一个适合自己家庭的治疗师。你可以访问网址 http://www.newharbinger.com/31106，看看应该询问治疗师哪些问题，来了解治疗师的技能训练、经验、治疗方法和过程等。

读完本书，如果你决定按照 STEPS+ 的指导来解决孩子的进食问题，那么你应该能大致理解什么样的治疗方案与 STEPS+ 的方法是相互促进的。从你跟治疗师之间的互动中，你就可以看出她是否能帮助你。如果你还是不确定某一种治疗方案或者某一位治疗师是否适合你的家庭情况，可以征求你比较信任的治疗师的意见，或者跟其他家长沟通。你还可以加入在线支持小组，听听网友的意见，最大可能地寻找到最理想的方法。

坚定地实施治疗方案

如果在治疗开始之前你就感到没希望，或者孩子拒绝治疗，并且感到焦虑，那么你需要重新评估。父母应该做孩子（以及你们自己）的支持者：记住，治疗师希望你的孩子在进食问题上取得成功，但是他们需要你的反馈。跟治疗师分享你的经验，告诉他们哪些方法没有用，设定施压法的使用界限，让他们知道你希望获得什么样的结果。只有这样，才能保证你们时刻都保持一致。如果你们没有办法取得一致的意见，那么你可以考虑找另一位治疗师。

明确目标

下面的内容将告诉你，基于信任－允许的治疗关系，孩子能够取得什么样的进步。你和治疗师在设立目标的时候可以从这些地方出发。警惕设立截止时间，因为截止时间就意味着压力。

- 让孩子习惯不同食物的感觉。（这一目标对于提高孩子的感觉运动耐受性和反应性至关重要。）

- 发现并解决口腔运动迟缓的问题。

- 帮助孩子根据食物的感觉输入做出恰当的口腔运动反应。

- 让孩子确定自己的进食节奏，告诉你什么时候准备好接受新的食物。

- 给孩子创造机会，让他在没有任何威胁、绝对安全的情况下和一个新朋友一起尝试新的食物。

- 寻求多学科的帮助来解决各种影响孩子进餐的问题。

- 通过身体训练或者专业治疗，帮助孩子提高大肌肉运动技能（比如正确的不易疲劳的坐姿）或者精细运动技能（比如用手抓食物）。

- 向儿科营养师寻求营养方面的帮助，了解补充剂的使
  用方法。但是如果营养师只想着要增加孩子的能量、
  脂肪摄入，那么家长就要谨慎对待她的建议。

不管你求助谁，都要记住，最主要的目标是让进食过程轻松
快乐，而不要让孩子产生焦虑和抗拒心理。家长也可以观察治疗
师和孩子之间的互动，看看治疗师是否做到了不给孩子施压，是
否会"发现孩子的压力信号，从而让接下来的口腔感觉运动练习
和喂食更加愉快和轻松"。（American Speech-Language-Hearing
Association，2001）

危险信号

珍妮在卡列尔沟通障碍中心负责 STEPS 项目的 10 年时间里，
采访了许多家长，了解到他们关于别的治疗方案的一些看法。大多
数家长抱怨，在以前的治疗方法中，治疗师根本没有理解孩子的问
题所在。家长们被扔在大厅里等候孩子完成治疗，并且家长还觉得
自己总被强迫着去做一些毫无帮助的事情。这些家长基本上没有什
么积极的评价，对于治疗结果也感到很失望。他们花了钱，花了时
间，而孩子的进食问题不但没有好转，反而更加恶化。作为父母，

最不愿意发生的事情就是治疗以情况恶化而告终。还记得那位称在孩子进行治疗时感觉自己像在外星球的家长吗？真正的治疗不应该是这样的。治疗师有责任清楚地告诉家长治疗的内容，如果他们拒绝回答这个问题，那么这就是一个危险的信号。家长和治疗师之间应该是一种同盟的感觉，而不是敌人。不好的治疗还不如不治疗。许多客户觉得很难过，认为他们的孩子在治疗中失败了。但是我们认为，失败的是治疗方法，而不是孩子。

压力防不胜防

当你在家里尽量不给孩子任何压力时，你当然也不希望别人违背你，在孩子接受治疗的时候施压。喂食治疗师也可以在不强迫孩子的情况下给他们尝试的机会（如口腔运动训练、与食物玩耍、品尝食物）。如果你所做的——即使是在医学博士或者儿童医院的喂食团队的指导下——增加了孩子的焦虑，给孩子带来了压力，导致孩子出现呕吐，这都不利于孩子的进食。带孩子参加有压力的治疗，只会破坏孩子对你的信任。

"都是父母的错"

在有些治疗方法中，尤其是行为疗法中，诊所的医生会给出严格的治疗步骤，要求家长在家里实行。家里并不像诊所，那里有兄弟姐妹，有人看足球赛，还有人在做饭或打扫卫生。所以，孩子没有取得进步，并不能简单地归咎于父母没有正确地给孩子喂食，没有严格遵守强化时间表，或者忽视孩子不当的行为。但也可能是强化方法不起作用了，或者孩子对看电视和玩玩具已经不感兴趣。父母也疲于一次次拉孩子坐到高脚椅上吃饭，一次次强迫孩子进食直到他"吃第一口"。教孩子学会饮食，并不需要像这样破坏孩子的心情，或者让他屈从地吃一口。

收好安全食物

许多挑食的孩子都能够放松地进食一些安全食物，但是一些治疗师不允许孩子自己吃。他们会要求父母回到给孩子喂食粥食的阶段，用勺子给孩子喂食，这样一来孩子能够摄入更多的能量，父母在喂食关系中也获得了更多的控制权。不给孩子吃安全食物或者他喜欢吃的食物，就像拿走孩子的安全网一样，夺走了孩子所有的进食享受，并且让孩子焦虑顿生。一个 3 岁的孩子用喂食管进食，她的妈妈被喂食小组要求不可以给她吃她喜欢吃的小零食，包括鸡肉、带有奶油芝士的芹菜、花生黄油，以及各种饼干，只能用勺子喂食粥食给孩子吃，因为让孩子吃零食给了孩子而不是喂食者太多的控制权。这听起来非常不可思议，是不是？但却经常发生。

一些家长也曾听从医生的建议，把所有给孩子吃的食物都抹上黄油、奶油或者其他油类（以增加孩子的能量摄入），结果却发现孩子的首选安全食物其实是原味的水果或者蔬菜。一位妈妈发现自己的小女儿正在开心地吃着什么——原味的黄瓜。但是医生却斥责这位妈妈，让她把黄瓜"蘸到油料里"再给孩子吃，增加能量摄入。但可怜的小女儿却怎么都不肯吃蘸了其他东西的黄瓜。

我们给出的解决孩子进食问题的建议和策略之一就是满足孩子的需求。你也可以创造一些完全不同的东西，只要能够满足孩子的需求。父母要充满好奇心，保持开放的心态，并且注意孩子进食的些微改观。不管是自己在家，还是和治疗师一起治疗，你的感受和孩子的反应始终是判断喂食治疗方法是否恰当的最好标准。由于孩子很少突然就愿意吃西兰花或者烤鱼（这种情况会偶尔出现！），所以，我们还可以通过其他方式来了解你们是不是做对了。在下一章，也是最后一章里，我们将告诉你如何判断你们是否在进食问题上取得了进步。不久你就能嗅到成功的芬芳啦！

第九章

通往希望和成功

　　发现进步，能够帮助你坚持治疗方案，在你感觉不自信的领域也能够努力前进。它会让父母们明白，孩子的进步有时候其实与食物没有关系。这一章将要讨论的就是教父母如何判断孩子是否取得了进步，以及发现进步后怎么办。有些孩子的进食进步可能是阶梯式的，他们先与不接受的食物共处一室，然后平静地坐在餐桌上，看着桌上的食物，再到允许父母把食物放到自己的盘子里，自己慢慢地用叉子叉食物，最后尝试吃下去。而另一些孩子则可能很长一段时间都没有任何进展，突然有一天就自己主动去尝试新的食物，并且喜欢上它。这两种模式都没有问题。

　　就像学骑自行车一样。可能一个孩子要练习好几周，一次又一次地摔倒又爬起来，而另一个孩子则选择等到她足够大，然后用一下午的时间就学会了。有自闭症或者年龄小的孩子，可能就是需要时间来改变他们对于食物的认识（Nadon，Feldman，and Gisel 2013）。

一位妈妈总结孩子在一年时间里取得的进步说："我们开始不再逼孩子进食，并且一起享受共同进餐的时间。慢慢地，孩子进食安全食物的量增加了，而且很快体重就上升了。这让我们觉得非常开心，孩子也变得快乐起来，睡眠也更好。最近孩子突然要求在他的三明治里加生菜，让我们感到非常宽慰。孩子开始喜欢吃蔬菜了！"我们经常无法预测或者理解为什么孩子在某个时间会做特定的事情。每个孩子都有自己独特的节奏，正如有句话说的：布丁好不好吃，只有吃了以后才知道。

一般来说，年龄较小，没有严重的医学、口腔运动或者感觉问题，以及没有经历什么进食压力和焦虑的孩子，进步得更快一点。但是，不管孩子多大，孩子的进食发展都不可能一帆风顺。他们对食物的兴趣和尝试食物的态度常常起伏不定。父母们可能有几天觉得孩子的表现很积极，似乎是打开了一扇窗，但很有可能突然因为一个朋友或者老师的一句评价，或者准备的食物太难进食，或者可能没什么具体的原因，这扇窗就又再次紧闭了。当你发现孩子取得了一些进展时，不要追得太紧。有一位家长告诉我们，他们在一次野餐的时候发现孩子尝试了意面沙拉，喜出望外，于是在回家的路上买了好几种意面沙拉回去，结果孩子接下来的几个月都不肯碰意面沙拉了。在孩子取得明显的进步时，父母依然要做好心理准备，下一次进步可能要等很久，或者不久孩子就又会让你们失望。父母越是急切，结果可能只会适得其反。

长期目标和短期目标

长期目标是指让孩子能够接纳食物，并根据自己身体的饥饿感和饱腹感来进食各种类型的食物。（记住，"各种类型"的意思不是说要包括寿司或者汤这些特定类型的食物，而是能满足孩子的自身营养需求。）短期目标则是享受愉快的家庭进餐，或者让孩子开心地来到餐桌前。通过这样定义目标，能够避免你又陷入给孩子施压的不当做法中。例如，如果你能够搁置对孩子营养的担忧，而把它当作一个长期目标，那么你就能更加关注当下的目标和孩子取得的进展。

短期目标有：

- 孩子可以舒适地坐在餐桌旁。

- 孩子见到食物后，不再那么焦虑。

- 孩子对于大多数食物越来越熟悉。

- 孩子外出进餐时，不再那么焦虑。

长期目标有：

- 孩子饮食更加均衡。

- 孩子可以感受到身体的饥饿信号。

- 孩子回到正常的生长曲线上。

- 孩子的营养得到改善。

- 孩子能够参加在外过夜的露营活动。

孩子口腔运动或者感觉技能的进步

随着孩子口腔运动和感觉技能的不断进步，孩子就能够更灵活地转动舌头，根据食物不同的属性来控制口腔运动，更充分地咀嚼食物。孩子流口水、咬到舌头或把食物吐出来的情况会越来越少，因为他们越来越擅长用臼齿咀嚼食物。嘴里含食（让食物残留在嘴巴里）和呕吐的现象也会减少。最后，当食物出现在孩子面前时，他会保持平静的状态，尝试新的口感的食物，熟练地使用餐具。治疗师可以告诉你，如何通过细节来识别孩子口腔协调能力和力量的变化。

大多数情况下，父母能够看到孩子的进步，因为孩子对进食新食物越来越有信心。孩子对于食物的舒适感和信心是父母衡量孩子进食能力进步与否最根本的标尺。

进步的不同阶段

不同孩子取得进步的时间和细节各不相同，但是当上述 5 步都完成时，还是会呈现基本的模式。可以通过日志、练习记录，或者本书中问题思考部分的记录来仔细观察孩子进步的迹象。父母可以回顾最开始——即使是几周之前——的时候，这样就能清晰地看到你们已经走了多远。当孩子取得了重要进展时，家长要调节自己对于孩子的预期，这样才不会过早放弃这一进程，或者又回到施压的喂食老路上去。

我们发现，孩子取得的进步是分阶段的。各阶段之间的区别有人为划分的痕迹，所以你可能很早就发现孩子第二阶段的迹象，或者较晚出现第一阶段的迹象。我们发现，有时候父母会过分地关注孩子吃了几口，摄入了多少能量，很难从眼前的情况中看到孩子正在发生的改变。孩子的一些进步是很明显的（比如他再也不需要你们把他哄进垫高椅上），但是也有一些进步是非常微妙的（他不再一早上起来就喊着吃饼干）。

第一阶段：进食压力减少

通常父母们注意到的第一个积极的改变就是孩子的压力减少了。大一点的孩子会竭尽全力地告诉你："我很喜欢我们现在的方式"。或者说："你可不可以告诉奶奶我们新的进餐规则？她总会要我吃完所有的主食才让我吃甜品，我一点都不喜欢那样。"有的时候孩子不会直接这样跟你说，但是你可以看出孩子进餐更快乐了。你稍微回想一下，就会发现："现在孩子基本上只吃面包和酸奶，这对她来说并不容易，但是她感觉轻松多了。"

你可能还是会相信奖励孩子看电视是让她进食的唯一办法，或者认为孩子肯定会吃得越来越少，体重越来越轻——刚开始时孩子可能确实会出现这种情况，如第四章所说。孩子可能突然之间就减少进食，持续几天到几个月都有，但是这种行为通常会在你完成训练步骤后慢慢改变。当你发现孩子的焦虑情绪得到缓解时，你也会松一口气，压力也会减少，也不会那么恐惧吃饭的时间。你可能还是会对孩子吃了几口或者吃了什么东西非常敏感。如果孩子进食的量和食物种类都减少了的话，你甚至可能会感到非常焦虑，但是一定的浮动是正常的现象。最开始的几天或几周是最难熬的，但终有一天，孩子会开始有饥饿感，焦虑情绪也会有所缓解。

下面是一些你可以注意、寻找，以及与你的团队一起探讨的现象：

- 孩子坐得更久。

- 孩子不像以前一样那么需要 iPad。

- 孩子不再像以前那样那么需要鸭嘴杯或者零食。

- 孩子每天醒来更加开心。

- 孩子的睡眠更好。

- 孩子的焦虑减轻。

- 让孩子去餐桌旁进餐时，孩子的哭闹更少。

- 不再大吵大闹，要家长拖拉着去餐桌旁。

- 孩子没有那么焦躁。

- 孩子的行为表现越来越好。

- 孩子更加愿意帮忙准备食物。

- 孩子会询问与食物相关的问题。

- 尽管孩子不会碰食物，但是会把食物装到自己盘子里。

第一阶段奠定了后续所有进展的基础。孩子焦虑的减少、对食物舒适感的增加，会慢慢地培养孩子的内部动机，让孩子学会感受饥饿和食欲。第一阶段主要是焦虑得到缓解的阶段，对你和孩子都是如此。你可能会觉得你肯定会"犯什么错"，但是在第一阶段——对你来说——重要的是根据孩子的反应，搞清楚接下来要做什么。一位妈妈就说："终于不用再做'食物警察'了，这对我来说真是如释重负。这么久以来我第一次觉得自己像个妈妈。我觉得能和孩子一起坐着愉快地进餐，简直是一种馈赠——即使只是吃黄油面条和烤面包。"

第一阶段也是孩子挑战新的进餐规则情绪最激烈的阶段。孩子可能吃得更少，甚至不吃安全食物，或者什么也不肯吃，来试探你会不会像以前一样诱惑或者哄他吃。这时候，父母一定要坚持立场！这种现象是正常的！孩子只是在试探你！他想知道，当你说他可以不吃或者不尝试某种食物，或者可以先吃甜品时，是不是当真。

知道孩子可能的表现后，你就能更好地经受住考验。在开始这个阶段之前，尽可能地充分学习，获得更多的帮助，克服自己的焦虑，这样你的成功概率更大。如果你发现你还没有打开降落伞就已经从高空跳下来——准备不足，一不小心又回到给孩子施加压力的老作法，也不要惊慌。你依然可以回到正轨上。虽然一次次重新开始会破坏孩子对你的信任，延长新方法适应的时间，但是还不至于带来不可修复的伤害。

第二阶段：增加舒适感

在第二阶段，你可能能够以更加平静的状态进餐，更加自信，对于如何给孩子准备食物也有更多的想法，并且更善于做出长期和短期的决定。你可能也发现孩子取得了越来越多的进步，首先孩子的食欲更好了，进食的量增加了，而且孩子进食食物的种类也更加丰富了。你会看到孩子在正餐和零食时间都吃得更多了，在看到一些以前无法接受的食物时，惊慌的感觉也减少了。你还可能会注意到，孩子有以下的行为：

- 第一次会再要某种食物，或者吃得更多。

- 第一次会说"我饿了"，并且说的次数越来越多。

- 更加愿意尝试新的甜品，比如一种新的口味的冰激凌。

- 越来越愿意外出进餐，或者不再那么害怕在餐桌上进食。在餐桌上和父母的交流也越来越多。

- 越来越多地参与到做菜中来，并且对食物的兴趣越来越浓。

- 使用餐具更得当了。

- 与家庭成员的互动更多了。

- 可以开心地和别人交谈。

- 可以好好地坐着。

- 自己取食，或者帮别人拿食物。

- 对自己的食物或者别人的食物做出评价。

- 拿食物玩耍：把烤面包咬成特定的形状、玩面条、用
  土豆泥堆成小山。

我们听到一位家长说："有一天，他看到罐装的桃子，感到非常兴奋。他是在奶奶家认识桃子的。他之前不吃桃子，但是那天他说到桃子的时候，眼睛里好像都发着光。我们从来没有见过他这个样子。后来，我简直不敢相信！他竟然主动要求，并且用面包蘸桃汁吃！我当时都已经放弃了。看到他更加快乐和自信，我太开心了。虽然好几个月过去了，但是现在我对他越来越有信心。"

第三阶段：增强信心

第三阶段通常是第二阶段的延伸，只不过你看到的迹象更加常见，也更加可靠。这时候孩子可能已经能够稳步地增加进食的食物种类，或者已经表现出对于做菜或者和你一起准备食物的兴趣。你可能看到：

- 孩子吃得更多，并且进餐频率增加。

- 孩子对于新的食物保持中立或者不关心的态度。

- 孩子学会了说："我不吃，谢谢。"

在进食食物的种类上，孩子可能还是会偶尔出现倒退的现象。这时候，父母要坚持该怎么做就怎么做。记住这时候你是在播种，而让种子发芽生长是需要时间的。当你看到孩子继续学着感受身体的饥饿和饱腹信号，每次来到餐桌旁都更加快乐时，你会变得越来越自信。很快，你就会想，你以前为什么会用那种方法来处理孩子的问题。孩子在第三阶段可能会停留几个月或者几年的时间，甚至可能会一直持续到成年期。

我们听到处于这一阶段的孩子父母说："我小时候非常挑食，直到 30 岁我都还在寻找新食物。我的孩子才 6 岁，所以他现在不肯吃豆腐，我一点都不担心。"还有父母说："我家孩子的最后一道进食障碍就是吃脆食了，但是看样子我们帮他做到了。他现在在生日聚会上可以伴着鸡块和纸杯蛋糕一起吃饼干，也可以接受一些店里的试吃食物，以及没有碾碎的香蕉块。简直就像是奇迹。如果我家的孩子经过 8 个月的训练后可以从被喂食婴儿食品到自己进食，那么所有的孩子都能做到。"

如果孩子没有进展或者倒退

有时候，孩子的进食能力会突然取得很大的进步，就像孩子学说话或者运动一样。但也可能，孩子有时候会突然退回到只吃安全食物，或者吃得越来越少的情况。与其把这种现象当成是负面情况或者困境，不如把这当作是解决进食问题过程中的一次休息或者停顿，或者是为了蓄积力量和培养兴趣。玛莎·邓恩·克莱因在2007 年发表的一篇文章中谈到了这一现象，并将其称为"高原"阶段，认为这个阶段可能会持续几个月的时间。一些治疗师认为，这一现象的出现意味着孩子需要开始下一轮的治疗。尽管父母可以选择这么做，但是耐心等待、默默支持也能成功。

> **问题思考**：想想孩子的生活中是不是还有什么其他的事情在发生。他是不是换了一个新的学校，或者在等待一个新弟弟或妹妹的降生？他是不是和朋友吵架了？是不是他的进食问题被别人嘲笑了？是不是老师或者家里有谁逼迫他吃东西了？孩子有没有睡好？是不是青春期的荷尔蒙让孩子更加情绪化？

回到原来的进食模式

有时候孩子裹足不前，是因为旧的喂食模式很难改变，家长们仍会采取一些产生副作用的喂食行为。家长们很可能会陷入给孩子施压的老路，或者新的医生、治疗师又让家长采取压力措施。处于读书阶段的孩子，更难免受压力策略的干扰，因为他们都希望和同学们一样。他们可能会跟你说，他们想鼓励自己，对新的计划和新的食物更有热情。我们接触到的一些孩子甚至会缠着父母听从新的医生或者治疗师的意见，给他们做进餐图表或者写食物日志。尽管孩子和父母们都非常努力，但是结果通常会让他们很失望。面对新的食物和空白的进食日志，孩子常常会哭泣和呕吐，大半个小时才能吃一口。这个时候，父母应该跟孩子说："**我们可以尝试食物品尝日志，由你决定。如果你想给食物分级，那就分，可能会很有意思。但是你要知道，我们相信你能够自己决定什么时候该做什么。如果你觉得我们太着急了，或者你不开心，我们就先停下来。**"

还在给孩子施压

正如有句话所说，"跌倒并不意味着失败"。父母确实很难即刻放弃所有让孩子吃几口蔬菜或者喝几口补充剂的方法，尤其是如果有什么看上去很有说服力的理由，比如慢性便秘或者体重增加缓慢。有时候，一些客户会说："这些步骤没用！"通常当家长们做了其中一部分步骤时，孩子的进展就会停滞。家长们可以回想，自己是不是还在用甜品诱惑孩子，是不是用勺子给孩子喂食每一口时，不停地教导孩子，是不是还在给孩子施压、哄他或者带孩子去接受压力治疗。即使所有的步骤都到位了，一点点的压力也可能阻止孩子的进步。施压的行为往往非常微妙，当我们指出父母给孩子带来压力的言辞时，父母们通常感到十分惊讶。

一位妈妈说："我发现我还是会不停地谈论食物，希望库伯能够和我一起准备餐食。我试着让这个过程很好玩，但是并没有什么用。当我注意到孩子的神态和埋怨时，我开始不再那么重视准备餐食。"

还在用甜品诱惑孩子

用甜品诱惑孩子是父母经常会用的一种方法。正餐之后上甜点的习惯根深蒂固，所以用甜点来诱惑孩子进食看起来似乎很自然。再加上又有其他人在旁边鼓动你说，除非孩子吃几口"健康"的食物，否则就不要给他甜品。这也就不意外为什么很多家长都不愿意改变这种做法。你是普通人，不管你下了多大的决心，其他关心孩子的人或者你身边的人，总会对你产生一些影响。这个时候，你应该想想如果继续这样，会对你改变孩子进食习惯的计划产生什么样的破坏效果。在你意志动摇的时候，你可以回顾一下第七章中关于甜食和孩子喜欢吃的食物的内容，提醒自己坚定不移。

找到适合你的方法

也许你还没有做完所有的步骤，没关系。有时候，顺其自然是你唯一能做的。有时候会出现一些问题，比如每次吃零食的时候，孩子都只肯吃最喜欢的那种，并且要边看电视边吃。要解决问题，就是直面问题，然后坚持下面所有的做法：在餐桌上没有任何干扰地给孩子提供正餐和零食，坚持一定的日常饮食习惯。当你看到孩子有所进步，并且对于这些做法都比较接受时，你可以允许孩子每周一到两次边看电视边吃零食，如果在周末，你还可以更灵活地安排。

先做一些小小的改变，让孩子慢慢地进步，也是一种好方法。如果孩子需要放松，依然可以让孩子放学后一边看电视一边吃零食，但是记得给他提供一些新的食物。或者，从现在开始，把所有的安全食物放到午餐盒里，先解决孩子吃饭时玩 iPad 的问题。最重要的是，要找到适合自己家庭情况的方法。

设定截止日期可能会阻碍孩子的进步

有一次一位家长告诉我们："我们跟孩子说好了万圣节的时候吃这个。"但是如果你给 STEPS+ 的方法设定了截止日期，那么你就可能低估了自己（以及你的孩子）。通常，当截止时间到来的时候，家长们还在学习怎么样不给孩子施压，或者还没有养成日常饮食习惯，只是忙于满足孩子的饮食需求。解决这一切可能需要好几个月的时间。孩子在"万圣节之前必须尝试 20 种食物"——最好别施行这套方法。因为那只会让孩子从对食物的恐惧中，跳入另一个新的恐惧的"车辙"——对截止日期的恐惧。设定截止日期还会让进餐变成履行计划，而不是给孩子提供积极的体验，这也会给孩子带来压力。

当你陷入了困境

如果你还是觉得矛盾、茫然或者无能为力，那么你可能需要想想是不是你自己阻碍了这个过程。如果连你自己都非常挣扎，那么你就很难再帮助你的孩子。

家长的饮食问题

如果你像很多成年人一样，对于自己的进食和体重有一种非常矛盾的感觉，并且这种感觉阻碍了家庭饮食的改进，那么你应该寻求帮助。从饮食障碍到更加典型的进食问题（有一些甚至会夺去你的生活乐趣），有很多解决的办法。有时候孩子在进食问题上取得成功，也能够激励家长。一位妈妈说："我看到自己的女儿在进食问题上表现得非常好。她能感受到饥饿感，即使是吃她最喜欢吃的东西，吃饱了也就不吃了，慢慢地，她又回到了正常的生长曲线图。如果她都可以做到，我觉得我也能做到。"

家长的焦虑问题

如果孩子取得了进步，但是你还是无比的焦虑，那么你可能陷入了焦虑的"车辙"里：即使你知道事情会变好，也会自动地感到害怕。养育孩子最能触发我们过往的经历——不管是快乐的、悲哀的，还是伤痛的。如果你陷入了焦虑或者抑郁中，那么你应该寻求外界的帮助。如果你怀疑你可能有强迫症（一般表现为焦虑，或者持久的产后忧郁症），你也要寻求治疗。

有一位妈妈就有强迫症，自从她的孩子出生后，这位妈妈就纠结于孩子的进食问题。通过实施这些步骤，这位妈妈明白了如何区分她自己强迫症的想法。她开始接受治疗，坚持用药，并且写下提醒的句子，比如"不要表扬孩子""迈克尔自己可以的""记住我的任务"等。她发现，随着她的强迫症不断好转，进食焦虑和冲突都有所改善。慢慢地，她的儿子对于进食问题也越来越自信，开始尝试一些新的食物。

处理好你自己的问题以及你和其他人之间的关系，才能更好地照顾孩子。你可以考虑个人、婚姻或者家庭咨询，或者找一个当地的甚至在线的支持小组寻求帮助。一位妈妈就说："我需要有人来倾诉这一切，但是我的丈夫已经受够了。我理解，我自己都会觉得烦。我现在就像在战壕里一样。和在线支持小组里的其他父母交流，让我找到了一条出路。"

即使孩子挑食，你也可以让他快乐健康地成长。理解了这一道理，你就能够更有耐心，让他通过自己的节奏做到最好。正如一位妈妈说的："孩子吃的东西已经足够满足他的需求了。做一个快乐的挑食者总比做一个痛苦的挑食者要好。我们不会凭他吃什么食物来定义他。无论他吃了多少，我们都觉得没问题。"

最后，我们想对各位家长们说，孩子的喂食问题一定会好转的。我们有幸和许多家庭一起走过这段旅程，一直被父母们在孩子身上付出的辛苦和努力所打动。我们知道，家长们可能会担心、失望、疲惫。我们可以想象你们等到深夜孩子终于睡了，才有时间阅读这本书。在本书中，我们给出了各种与我们的客户一起分享的建议、策略和方法，目的只有一个，就是带给你理解、支持、安慰和力量。不管你面临什么样的问题，我们希望通过这本书，你能够更加自信。我们希望你不要认为自己在孤军奋战，希望你能够越来越了解这个旅程，最重要的是，能够清晰地看到脚下和前方的路。

在往前进发、做出改变的过程中，善待自己和孩子。我们希望你可以像我们很多客户一样，不仅解决了孩子的挑食问题，而且还能够重新建立父母与孩子之间的亲密关系，找到为人父母养育孩子的真正快乐。

致 谢

我们非常感谢一路走来指导和支持我们的人。感谢苏珊娜·埃文斯·莫里斯，感谢她首创信任喂食关系下的治疗方法，认可本书，并为之撰写前言。感谢埃琳·萨特，她开拓性的工作和所提出的"喂食职责分工"奠定了关系式、回应式喂食方法的基础。感谢海蒂·贝克尔，她的营养学专业知识和在儿童喂食方面的智慧对我们帮助很大。

感谢以下支持并为本书初稿提供了反馈的朋友：斯蒂芬妮·拉森、斯凯·范·岑登、米歇尔·戈尔曼、米歇尔·艾莉森、大卫·贝尔、雷切尔·魏纳、伊丽莎白·雅各布森、帕姆·艾斯蒂斯、帕蒂·莫尔斯、凯瑟琳·扎沃迪和卡罗尔·达纳赫。感谢德克萨斯大学达拉斯分校卡列尔沟通障碍中心对STEPS项目的支持和认可。感谢博拉·钟、吉尔·琼斯和金·费舍对研究成果和参考文献的协助，以及"成长（Growth）"应用软件的设计者们（下载网站 http://www.growthapp.net. 用于生成本书中所示图表），他们为记录孩子的生长发育开发了一个有用的工具。

参考文献

More resources and recommended reading are available online at http://www. newharbinger.com/31106.

Andaya, A. A., E. M. Arredondo, J. E. Alcaraz, S. P. Lindsay, and J.P. Elder. 2011. "The Association Between Family Meals, TV Viewing During Meals, and Fruit, Vegetables, Soda, and Chips Intake Among Latino Children."*Journal of Nutrition Education and Behavior* 43(5): 308–15.

American Speech-Language-Hearing Association. 2001. *Roles of Speech-Language Pathologists in Swallowing and Feeding Disorders*: *Technical Report*. Rockville, MD: ASHLA.

Bartoshuk, L. M., V. B. Duffy, and I. J. Miller. 1994."PTC/PROP Tasting: Anatomy, Psychophysics, and Sex Effects." *Physiology and Behavior* 56(6): 1165–71.

Batsell, W. R. Jr., A. S. Brown, M. E. Ansfield, and G. Y. Paschall. 2002. "'You Will Eat All of That!' A Retrospective Analysis of Forced Consumption Episodes." *Appetite* 38(3): 211–19.

Beers, D. 2009. "Michael Pollan, Garden Fresh." *The Tyee*, June 12.

Benton, D. 2010. "The Plausibility of Sugar Addiction and Its Role in Obesity and Eating Disorders." *Journal of Clinical Nutrition* 29: 288–303.

Black, M. M., and F. E. Aboud. 2011. "Responsive Feeding Is Embedded in a Theoretical Framework of Responsive Parenting." *Journal of Nutrition* 141(3): 490–94.

Chatoor, I. 2009. *Diagnosis and Treatment of Feeding Disorders in Infants, Toddlers, and Young Children.* Washington, DC: Zero to Three.

Coldwell, S. E., T. K. Oswald, and D. R. Reed. 2009. "A Marker of Growth Differs Between Adolescents with High Versus Low Sugar Preference." *Physiology and Behavior* 96(4–5): 574–80.

Crum, A. J., W. R. Corbin, K. D. Brownell, and P. Salovey. 2011. "Mind over Milkshakes: Mindsets, Not Just Nutrients, Determine Ghrelin Response." *Health Psychology* 30(4): 424–29.

Didehbani, N., K. Kelly, L. Austin, and A. Wiechmann. 2011. "Role of Parental Stress on Pediatric Feeding Disorders." *Children's Health Care* 40: 85–100.

Faber, A., and E. Mazlish. 2012. *How to Talk So Kids Will Listen and Listen So Kids Will Talk.* New York: Scribner.

Farrow, C., and H. Coulthard. 2012. "Relationships Between Sensory Sensitivity, Anxiety and Selective Eating in Children." *Appetite* 58(3): 842–46.

Fay, J., and C. Fay. 2000. *Love and Logic Magic for Early Childhood*: *Practical Parenting from Birth to Six Years*. Golden, CO: Love and Logic Press.

Fisher, J. O., and L. L. Birch. 2000. "Parents' Restrictive Feeding Practices Are Associated with Young Girls' Negative Self-Evaluation of Eating." *Journal of the American Dietetic Association* 100(11): 1341–46.

Fraker, C., M. Fishbein, S. Cox, and L. Walbert. 2009. *Food Chaining*: *The Proven 6-Step Plan to Stop Picky Eating, Solve Feeding Problems, and Expand Your Child's Diet*. Philadelphia: Da Capo Press.

Fulkerson, J. A., M. Story, D. Neumark-Sztainer, and S. Rydell. 2008. "Family Meals: Perception of Benefits and Challenges Among Parents of 8-to10-Year-Old Children." *Journal of the American Dietetic Association* 108(4): 706–9.

Galloway, A. T., L. Fiorito, L. Francis, and L. Birch. 2006. "'Finish Your Soup': Counterproductive Effects of Pressuring Children tomEat on Intake and Affect." *Appetite* 46(3): 318–23.

Greene, R. 2010. *The Explosive Child*. New York: HarperCollins.

Harris, G., J. Blissett, and R. Johnson. 2000. "Food Refusal Associated with Illness." *Child Psychology and Psychiatry Review* 5(4): 148–56.

Klein, Marsha Dunn. 2007. "Tube Feeding Transition Plateaus."*Exceptional Parent Magazine* 37(2): 22–5.

Kotler, L. A., P. Cohen, M. Davies, D. S. Pine, and B. T. Walsh. 2011. "Longitudinal Relationships Between Childhood, Adolescent, and Adult Eating Disorders." *Journal of the American Academy of Child and Adolescent Psychiatry* 40(12): 1434–40.

Levine, M. 2012. "Raising Successful Children." *New York Times*,August 5: SR8.

Lytle, L., A. I. Eldridge, K. Kotz, J. Piper, S. Williams, and B. Kalina. 1997. "Children's Interpretation of Nutrition Messages." *Journal of Nutrition Education* 29(3): 128–36.

Maimaran, M., and A. Fishbach. 2014. "If It's Useful and You Know It, Do You Eat? Preschoolers Refrain from Instrumental Food." *Journal of Consumer Research* 41(3): 642–55.

Martin, C. I., T. M. Dovey, H. Coulthard, and A. M. Southall. 2013. "Maternal Stress and Problem-Solving Skills in a Sample of Children with Nonorganic Feeding Disorders." *Infant Mental Health Journal* 34(3): 202–10.

Millward, C., M. Ferriter, S. J. Calver, and G. G. Connell-Jones. 2008. "Gluten-and Casein-Free Diets for Autistic Spectrum Disorder." *Cochrane Database of Systematic Reviews.* DOI: 10.1002/14651858.CD003498. pub3.

Morris, S. E. 2002. "Hemi-Sync for Learning and Stress Reduction: User's Guide." http://www.new-vis.com/fym/pdf/papers/learning.1.pdf.

Morris, S. E., and M. D. Klein. 2000. *Pre-Feeding Skills, Second Edition: A Comprehensive Resource for Mealtime Development.* Austin, TX: PRO-ED.

Murkett, T., and G. Rapley. 2010. *Baby-Led Weaning: The Essential Guide to Introducing Solid Foods and Helping Your Baby to Grow Up a Happy and Confident Eater.* New York: The Experiment.

Nadon, G., D. Feldman, and E. Gisel. 2013. "Feeding Issues Associated with the Autism Spectrum Disorders." In *Recent Advances in Autism Spectrum Disorders*, Vol.1, edited by M.Fitzgerald. DOI:10.5772/53644.

Newman, J., and A. Taylor. 1992. "Effect of a Means-End Contingency on Young Children's Food Preferences." *Journal of Experimental Child Psychology* 53(2): 200–16.

Neumark-Sztainer, D. 2009. "Preventing Obesity and Eating Disorders in Adolescents: What Can Health Care Providers Do?" *Journal of Adolescent Health* 44(3): 206–13.

O'Dea, J. A., and R. Wilson. 2006. "Socio-Cognitive and Nutritional Factors Associated with Body Mass Index in Children and Adolescents: Possibilities for Childhood Obesity Prevention." *Health Education Research* 21(6): 796–805.

Owen, J. P., E. J. Marco, S. Desai, E. Fourie, J. Harris, S. S. Hill, A.B. Arnett, and P. Mukherjee. 2013. Abnormal White Matter Microstructure in Children with Sensory Processing Disorders. *Neuroimage: Clinical.* 23(2): 844–53.

Perry, B., R. Pollard, T. Blakley, W. Baker, and D. Vigilante. 1995. "Childhood Trauma, the Neurobiology of Adaptation, and 'Use-Dependent' Development of the Brain: How 'States' Become 'Traits.'" *Infant Mental Health Journal* 16(4): 271–91.

Pinhas, L., G. McVey, K. S. Walker, M. Norris, D. Katzman, and S.Collier. 2013. "Trading Health for a Healthy Weight: The Uncharted Side of Healthy Weight Initiatives." *Eating Disorders* 21(2): 109–16.

Rowell, K. J. 2012. *Love Me, Feed Me: The Adoptive Parent's Guide to Ending the Worry About Weight, Picky Eating, Power Struggles and More.* St. Paul, MN: Family Feeding Dynamics.

Sanger, G.J., P.M. Hellstrom, and E. Naslund. 2010. "The Hungry Stomach: Physiology, Disease, and Drug Development Opportunities." *Frontiers in Pharmacology* 1: 145.

Satter, E. M. 1986. "The Feeding Relationship." *Journal of the American Dietetic Association* 86(3): 352–56.

———. 2000. *Child of Mine: Feeding with Love and Good Sense*. Boulder, CO: Bull Publishing.

———. 2014. "Avoid Pressure."http://ellynsatterinstitute.org/htf/avoidpressure. php.

Spagnola, M., and B. H. Fiese. 2007. "Family Routines and Rituals: A Context for Development in the Lives of Young Children." *Infants and Young Children* 20(4): 284–99.

Van Dyke, N., and E. J. Drinkwater. 2013. "Review Article: Relationships Between Intuitive Eating and Health Indicators: Literature Review." *Public Health Nutrition* 21: 1–10.

Van Zetten, Skye. 2013. "Feeding a Need."*Mealtime Hostage* [blog]. http://www.mealtimehostage.com/2013/07/18/feeding-a-need/

Vasylyeva, T. L., A. Barche, S. P. Chennasamudram, C. Sheehan, R. Singh, and M. E. Okogbo. 2013. "Obesity in Prematurely Born Children and Adolescents: Follow Up in Pediatric Clinic." *Nutrition Journal* 12(1): 150.

Williams, K. E., K Riegel, and M. L. Kerwin. 2009. "Feeding Disorder of Infancy or Early Childhood: How Often Is It Seen in Feeding Programs?" *Children's Health Care* 38(2): 123–36.

Woolley, H., L. Hertzmann, and A. Stein. 2007. "Video-Feedback Intervention with Mothers with Postnatal Eating Disorders and Their Infants." In *Promoting Positive Parenting: An Attachment-Based Intervention*, edited by F. Juffer, M. J. Bakermans-Kranenburg, and M. H. van IJzendoorn. New York: Routledge.

读者 Readers 回函表
WIPUB BOOKS

姓名：＿＿＿＿＿＿　　　性别：＿＿＿＿　年龄：＿＿＿＿

教育程度：＿＿＿＿＿＿　　所在城市：＿＿＿＿＿＿

E-mail：＿＿＿＿＿＿＿　　联系电话：＿＿＿＿＿＿

您所购买的书籍名称：　《孩子挑食怎么办》

您有几个孩子：＿＿＿　孩子性别：＿＿＿＿　孩子年龄：＿＿＿＿

您在教育孩子的过程中遇到哪些问题：＿＿＿＿＿＿＿＿＿＿＿

针对"父母学校书系"，您希望我们重点关注哪些
养育问题？希望我们出版哪类图书？
＿＿＿＿＿＿＿＿＿＿＿＿＿＿＿＿＿＿＿＿＿＿＿＿＿＿＿

您对我们的其他建议或意见：
＿＿＿＿＿＿＿＿＿＿＿＿＿＿＿＿＿＿＿＿＿＿＿＿＿＿＿

您可以填完后
拍照发送至：

wipub_sh@126.com

或扫描二维码
在手机上作答。

期待您的参与！

图书翻译者征集

为进一步提高我们引进版图书的译文质量，也为翻译爱好者搭建一个展示自己的舞台，现面向全国诚征外文书籍的翻译者。如果您对此感兴趣，也具备翻译外文书籍的能力，就请赶快联系我们吧！

您是否有过图书翻译的经验：
□有（译作举例：＿＿＿＿＿＿＿＿＿＿）　□没有

您擅长的语种：
□英语　□法语　□日语　□德语

您希望翻译的书籍类型：
□文学　□科幻　□推理　□心理　□哲学
□历史　□人文社科　□育儿

请将上述问题填写好，扫描或拍照后，发至 wipub_sh@126.com，同时请将您的应征简历添加至附件，简历中请着重说明您的外语水平。

更多好书资讯，敬请关注

万墨轩图书
用心做书 做好书 分享好书

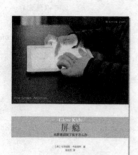

父母学校书系
PARENTS' SCHOOL
美好家庭 科学教育

家庭教育最终要走向自我教育。我们希望通过出版国内外专家学者的关于家庭建设、婚姻经营、亲子教育方面的书籍，为父母读者们带来一些启发，并在一定程度上提供有益的指导，帮助父母们更好地进行自我教育。

《屏瘾——当屏幕绑架了孩子怎么办》

[美] 尼古拉斯·卡达拉斯 著　　常润芳 译

作者是美国一流的戒瘾治疗专家，他在书中告诉我们：无处不在的发光屏幕科技是如何深深地影响着我们整整一代人的大脑。焦虑、绝望和不稳定的情绪、小儿多动症甚至精神错乱，都与屏幕映像有关。对屏幕映像的过多观看，还会神经性地损伤人的大脑发育，这跟沉迷于卡因的过程完全一样……尼古拉斯教授结合社会学、心理学，综合文化和经济等各方面因素，解读了正在全球蔓延的技术狂热症，探求了那些闪闪发光的新技术已经和将要对我们的孩子造成怎样的影响，并指出了戒除屏瘾的方法。

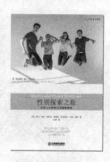

| 《孩子压力大怎么办——用正念缓解压力和坏情绪》 | 《孩子挑食怎么办——五步克服挑食、厌食和进食障碍》 | 《火孩子 水孩子——儿童多动症的五种类型及帮助孩子提高自尊与注意力的方法》 | 《性别探索之旅——年轻人的性别认同探索指南》 |

[美] 埃米·萨尔茨曼 著　蒋春平 译

[美] 卡特娅·罗厄尔 珍妮·麦格洛思林 著　贺赛男 译

[美] 斯蒂芬·斯科特·考恩 著　刘洋 译

[美] 赖兰·杰伊·特斯塔德博拉·库尔哈特 杰米·佩塔 著　马茜 译

如今的儿童和青少年，承受了来自家庭、学校及同龄人的重重压力。如何才能帮助孩子掌握压力管理的技能，提高自我调节的能力，让他们健康快乐地成长？本书详细介绍了为期8周的正念课程，将帮助青少年改善自己的身体、精神及情感状态，迎接生活的挑战。

许多关于孩子挑食方面的书都指出了孩子挑食的原因，但大多缺少实际的指导。本书提出的 STEPS+ 法在全美推广后，得到了广大父母的一致认可。该方法将帮助孩子自主地做出改变，一步步克服挑食、厌食和饮食障碍，享受美食。

每个孩子的天性都是与生俱来的，很多注意力不集中的孩子并不是患有多动症，而只是没有给他们适合的注意力训练。本书将孩子们分为"金木水火土"五类，充分考虑了每个孩子独特注意力的方式，指出缓解造成其多动症状态的方法。

欢迎加入这场探索之旅。你会发现，为了弄清楚是什么使你成了"你"，有很多东西需要探索！比如，哪些与性别有关的因素使你成了现在的你；哪些性别之外的因素决定了你的性格、兴趣和自我……本书适合年轻人自己阅读，也适合青少年的父母阅读学习。